내 딸을 위한

미성년

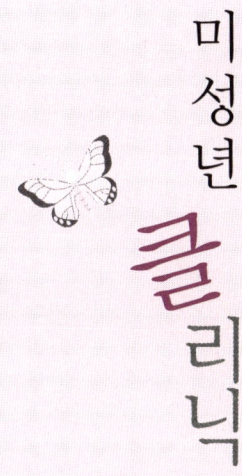

클리닉

강병문 | 이향아 | 최정원 지음

가림출판사

여성은 태어나서 사춘기를 지나 어머니가 되고 할머니가 된다. 이렇게 사는 동안 우리 인생에는 좋은 일도 많이 생기지만 간혹 원치 않는 병이 찾아오기도 한다. 여성의 병을 주로 보살피는 산부인과 의사를 하면서 필자는 우리나라의 특성상 산부인과 진료의 사각지대가 있음을 느끼게 되었다. 산부인과 전문의가 된 후 외래를 보다 보면 아주 당혹스러워하면서 문을 열고 들어오는 어린 여자아이와 보호자를 종종 만나게 된다. 사회적 통념상 미성년으로 산부인과를 찾아와 문을 두드리는 것은 굉장한 용기를 필요로 하게 되고 이러한 당혹스러움은 산부인과 외래를 방문하는 어린 여자아이와 보호자의 얼굴에 여실히 드러나게 된다. 이것은 우리나라의 국제적인 위상을 생각하면 매우 후진적인 일이라고 생각되지만 인정할 수밖에 없는 우리의 현실이다.

이러한 사회의 무관심은 그저 그들을 정서적·감정적으로 힘들게 하는 것으로 그치는 것일까. 그 대상이 여자아이들이라는 것을 생각하면 답은 자명해진다. 당연한 말 같지만 여자 어린이는 여자이면서 어린 아이인 셈이다. 그들이 여자들로서 가지는 산부인과적 문제는 성인이 되기 위해 겪는 발달과 성장의 과정에 있는 시기임을 감안하여 다른 시각으로 해석되어야 함은 물론이다. 아이를 키워 본 분들은 이해하리라 믿는다. 아이들의 신체적 발육과 기능, 정서의 발육은 어느 시기를 놓치면 평생 따라잡기가 힘들다. 따라서 이런 산부인과적 문제도 숨기다가 진료시기를 놓치면 평생 다른 삶을 살아야 하는 큰 후유증을 불러 일으킬 수 있다는데 미성년 클리닉의 존재 이유가 있다.

이러한 중요한 필요성들이 필자를 산부인과 문턱이 높기만 한 어린 아이들과 젊은 미혼 여성들을 위하여 미성년 · 미혼 여성 클리닉을 산부인과와는 별도의 장소에 마련하여 운영하기 시작한 계기가 되었다. 그렇게 시작되었던 미성년 클리닉이 시간이 흐르고 환자들이 점차 많아지면서 그 동안의 경험을 바탕으로 몇몇 사례들을 정리하여 보았다. 이 미약한 책이 자라나는 우리 딸들이 자신의 몸을 알고 소중히 여길 수 있는데 도움이 되었으면 한다.

나아가, 결혼하지 않은 여성의 성과 그에 관련된 신체 기관에 관계된 문제들을 드러내고 얘기하기 힘들게 만드는 잘못된 사회 통념과 싸울 수 있는 건전한 성적 정체성을 가지는데 보탬이 되었으면 한다. 그리고 이러한 움직임이 비단 이 책으로 끝날 것이 아니라 각종 언론 매체나 사회 단체가 미혼 여성들이 자신의 문제를 드러내고 산부인과에 내원하는데 아무런 망설임이 없을 정도의 성숙한 사회 의식이 형성되는 날까지 계속 되기를 바라는 큰 소망도 가져 본다.

마지막으로 이 글을 쓰는데 도움을 주신 본 병원 이사라, 김성훈, 채희동, 김정훈 선생님께 감사의 말씀을 드린다.

2005년 필자

청소년기의 건강상태는 평생을 좌우한다.
이 시기를 어떻게 보내느냐에 따라 이후 60년 인생이 완전히 달라질 수 있다.

내 딸을 위한

미성년 클리닉

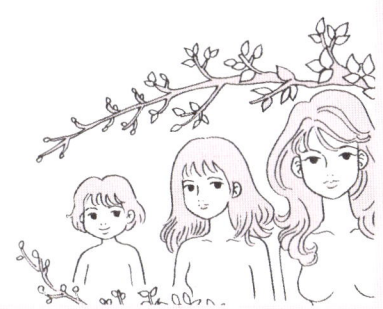

어린 아이가 산부인과에 간다구?!

'산부인과' 하면 사람들은 대부분 그 대상 환자를 산모나 결혼한 여성에 한정한다. 임신을 하고 출산을 하기 위해 들르는 곳이 산부인과이고, 기타 부인과 질환 정도를 치료하는 곳으로만 여기는 것이다. 다행인 것은 임신과 출산 외에도 부인과 질환에 대한 경각심이 높아져 미혼여성들도 산부인과 진료를 받도록 독려하는 분위기가 예전에 비해 무척이나 높아졌다는 점이다. 솔직히 몇 년 전만 해도 미혼여성이 산부인과 진료를 받으면 동네가 한동안 들썩였던 건 사실 아닌가?

그렇다면 이제 막 성장기에 들어선 우리의 청소년들은 어떨까? 아직 성년식도 치르지 않은 10대 소녀가 산부인과 진료를 받는다? 아마도 본인은 물론, 부모님을 비롯한 주변 사람들도 모두 숨이 탁 멎어버리지 않을까? 그리고 본인은 확인도 되지 않는 선입견에 시달릴 것이 십중팔구다.

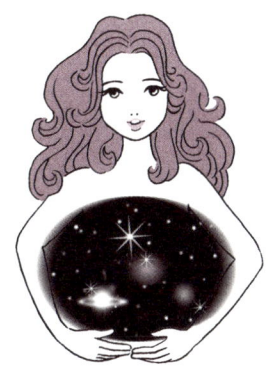

　청소년기의 건강상태는 평생을 좌우한다. 이 시기를 어떻게 보내느냐에 따라 이후 60년 인생이 완전히 달라질 수 있다는 이야기다. 그래서 자식의 건강을 염려하는 일부 극성 학부모들은 아이의 키가 더 크지 않을까 봐 성장 호르몬 주사를, 비만체질이 될까 헬스클럽 등록을 서두른다. 하지만 산부인과에는 결코 자식을 보내지 않는다. 이는 대부분 무지와 잘못된 편견에서 비롯된다고 필자는 120% 확신한다. 현재 우리나라 학부모들이 자녀의 성(性)과 신체변화에 얼마나 무지한 지를 확인할 수 있는 사건이 본인이 근무하는 병원에서 얼마 전 일어났다.

　어느 날 한 30대 여성이 진찰실 문을 조심스레 열고 들어섰다. 그녀의 손에는 11살 남짓의 소녀가 겁에 질린 듯 매달려 있었는데, 여성은 소녀가 자신의 딸이라고 소개를 했다. 금방이라도 울음을 터트릴 것 같은 표정을 짓고 있는 소녀의 어머니와 그녀 옆에 잔뜩 겁먹은 표정으로 앉아

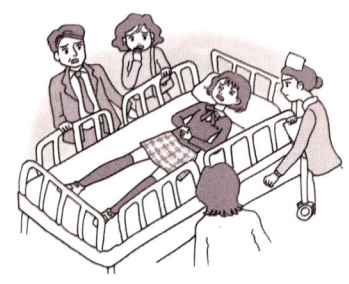

있는 딸아이를 보자 뭔가 심상치 않다는 생각이 들었다. 아주 조심스레, 그리고 평소보다 목소리 톤을 낮춰 어머니에게 물었다.

"어떻게 오셨습니까?"

아니나 다를까 소녀의 어머니는 대뜸 눈물부터 흘리기 시작했다. 눈물을 삼키며 그녀가 꺼내놓은 이야기는 내색은 하지 않았으나 보호자의 처음 시작하는 이야기만 들어보면 무척이나 심각한 상황처럼 느껴졌다.

"우, 우리 아이… 우리 아이 외음부에 혹이 있어요. 혹시 암 같은 거면 어떻게 해야 하죠? 아직 11살인데 앞으로 결혼도 해야 하고 살날이 창창한데, 이를 어쩌면 좋나요? 선생님, 도와주세요."

이렇게 오열하는 어머니의 태도에 겁을 먹어서인지 소녀는 돌처럼 의자에 앉아 있었다. 지금 소녀의 머리엔 어떤 미래가 그려지고 있을까? 아직 사춘기도 맞이하지 못했는데, 외음부에 혹이라니…. 만에 하나 그것이 종양일 경우 소녀는 자신이 상상하는 것보다 더욱 암울한 미래를 맞이할 수도 있는 심각한 상황이었다. 하지만 흐느끼는 어머니 옆에서 같이 울 수는 없었는지, 아니면 자신에게 닥칠 일들에 대한 막연한 두려움 때문인지 소녀는 무표정하게 아무 말 없이 한쪽으로 시선을 고정한 채 고개를 떨구고 있었다.

일단 소녀의 상태를 정확히 확인하기 위해 진찰에 들어갔다. 그런데…. 소녀의 외음부는 지극히 정상이었다. 혹시나 하며 우려했던 종양도 흔적조차 보이지 않았다. 필자는 소녀의 어머니를 진찰실로 불러들여 그녀에게 혹이라고 생각했던 부분을 짚어보시라고 시켰다. 그러자 그녀는 또래보다 약간 큰 소음순을 가리키며 "이거요."라고 하는 것이 아닌가?

"어머님, 이건 정상입니다. 사람마다 신체조건이 모두 다르듯이 소음순 역시 크기의 차이가 있습니다. 이 정도는 아무 이상이 없다고 할 수 있습니다."라고 소녀의 어머니에게 말하자 그녀는 "정말요? 정말요? 선생님, 정말 고맙습니다."하며 이번엔 기쁨의 눈물을 흘렸다. 안도의 표정을 지은 건 딸 역시 마찬가지였다. 지금껏 자기 탓이라는 듯 아무 말도, 표정도 없던 소녀는 그때서야 엄마를 쏘아보기 시작했다. 아마도 말은 못했지만 집에서부터 과잉반응에 시달린 데다 엄마의 무지가 기막히고 화가 났을 것이다.

TV 문화와 컴퓨터, 인터넷의 발달로 일반인이 누리고 있는 의학적 지식은 그 어느 때보다 보편화, 대중화된 것이 사실이다. 그러나 실제 미성년들의 산부인과적 문제에 있어서는 아직도 많은 이들이 잘 알지 못하는 데다가 그에 대한 편견 역시 쉽게 버리지 않으려 한다. 이것은 어른들에게 바른 의학정보를 전달받아야 하는 청소년들에겐 무척이나 치명적인 이야기다. 전달자가 제대로 알지 못하고 편견에 사로잡혀 있다면 청소년들 역시 그릇된 정보를 그대로 받을 수밖에 없고 정정해 주는 이가 없기에 그 정보를 사실처럼 알고 성장하기 때문이다. 아이를 출산했음에도 대부분의 어머니들이 자신의 몸은 물론이요, 막 성장기에 진입한 딸들이 겪

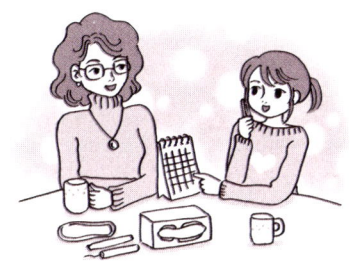

는 신체적 변화와 성장(본인이 다 겪은 일임에도)에 대해 무지한 경우가 많은 것도 바로 이런 악순환이 반복되고 있기 때문이다.

병원으로 아이를 데려오기 전에 소녀의 어머니가 여성 신체에 대한 사전지식이 조금만 있었더라도 이 모녀는 쓸데없는 고민과 걱정에 시달릴 필요가 전혀 없었을 것이다. '모르는 게 약' 이란 말은 이런 경우 전혀 통하지 않는다. **'알아야 약'이 되는 이야기는 이제 서로서로가 공유를 해주길 바란다.** 그동안 '쉬쉬' 했던 청소년기의 성(性)과 신체의 변화는 이제 어머니와 아버지, 그리고 아들과 딸들이 모두 함께 이야기해야 하는 시대인 것이다.

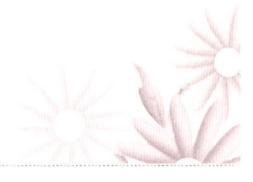

어린 여자아이나
미혼여성의 진찰법

세상 사람들 중 병원에 가는 걸 좋아하는 사람은 아무도 없다. 그 중에서도 산부인과는 많은 여성들이 사는 동안 가능하면 피해가고 싶어 하는 곳 중 하나다. 특히 우리나라 미혼여성들과 중·고등학교 여학생들은 산부인과에 가는 걸 매우 꺼린다. 아니 산부인과에 가는 것 자체에 심한 부끄러움을 느끼기도 한다.

이유는 '산부인과'에 대한 사회적 통념 때문이다. 미혼여성들이 산부인과에 가는 일이 마치 도덕적으로 비난 받아야 할 당연한 이유라도 되는 듯이 여기는 우리 사회의 잘못된 편견이 미혼여성들과 산부인과 병원 사이에 놓인 가장 큰 장애물인 셈이다. 그 뿐 아니라 우리나라 미혼여성들이 산부인과에 대해 가지고 있는 인식은 거의 절망적인 수준이다.

그 잘못된 생각들은 청소년으로 넘어가면 더욱 확고하게 두드러진다. 차라리 초등학생 이하의 어린이는 '병원'이라는 곳 자체를 무서워하기 때문에 산부인과 진찰이라고 해서 별다른 거부 반응을 보이지 않는다. 그러나 환자가 중·고등학교 여학생 정도로 넘어가면 문제는 한층 심각해진다. 꼭 검사를 받을 필요가 있어 산부인과로 들어오는 청소년들의 경우도 영락없이 도살장에 끌려온 소들과 같은 모습이다. 여기다 진찰이나 초음파 검사를 해야 하는 경우 5명 중 4명은 울며 겨자 먹기로 어쩔 수 없이 검사에 응하지만, 나머지 1명은 진료거부 소동을 일으켜 병원을 시끄럽게 만들기도 한다.

물론 청소년들이 산부인과 진찰을 두려워하는 까닭을 전혀 이해하지 못하는 것은 아니다. 환자 자신뿐 아니라 부모님들도 우려를 표명하는 경우가 많다. 가장 큰 이유는 미혼여성 환자의 처녀막 파열 등 생식기 손상에 대한 염려 때문이다. 하지만 이런 걱정은 잘못된 상식에서 비롯된 우려일 뿐이다.

솔직히 많은 여성들 중 산부인과 진료에 대해 정확하게 알고 있는 이들이 과연 몇 명이나 될까? 출산을 경험한 여성들을 제외하고 자신의 신체에 대해 알고 있는 여성들은 극히 드물다. 그런데도 주위 사람들의 말이나, 잡지 혹은 성에 대한 과장된 정보들을 통해 미리부터 공포와 수치심을 갖는 경우가 많다. 그리하여 산부인과에서 임신한 여성들을 대상으로 행하는 진료가 모든 환자들에게 공통적으로 적용된다는, 잘못된 생각들을 하게 되는 것이다.

산부인과는 여성들이라면 누구에게나 개방된 곳이다. 여성으로 태어났다면 나이와는 상관없이 누구나 들러서 진료를 받는 곳이다. 또 암 환자와 감기 환자에 대한 진료가 다르듯이 산부인과 역시 환자들의 병명과 증상에 따라 당연히 치료법에 차이가 있다는 것을 인식했으면 하는 바람이다.

미혼 및 청소년 환자들의 걱정에 대해서도 전문의들은 이미 사전에 정확하게 파악하고 있으며, 그에 따라 진료에 만전의 주의를 기울이고 있다. 우선 어린이나 미혼여성을 진찰하는 경우 의사들은 처녀막에 손상을 주지 않도록 최대한 노력한다. 그래서 이들을 진료할 때는 일반 환자들에게 사용하는 진료기구를 사용하지 않고 대신 특수 제작된 소형 산부인과 진찰기구를 사용한다. 또 초음파 검사를 실시할 때도 환자가 기혼여성일 경우에는 초음파 기구를 질 안에 삽입하지만, 미혼여성이나 어린이일 경우는 항문을 통해 삽입하여 검사하므로 처녀막 파열에 대한 걱정을 전혀 할 필요가 없다.

간혹 생명을 다투는 일이 있어 꼭 필요할 경우 진찰도중 처녀막이 일시적으로 상처가 나거나 출혈이 있을 수는 있다. 이럴 때는 환자 본인은 물론이고 부모님들도 덩달아 놀라 의사에게 강하게 항의를 하는 경우가 종종 있다. 하지만 이 문제에 대해서도 잠시 머리를 식히고 이성적인 사고를 할 필요가 있다.

인간의 육체는 아주 정직하다. 어떤 부위를 막론하고 신체에 물리적 힘을 가하면 반드시 상처가 나고 피를 흘리기 마련이다. 하지만 거기에도 정도의 차이라는 것이 있다. 날카로운 메스로 신체를 절단하거나 조그만 주사기로 주사를 한 대 맞을 때도 피가 나는 건 마찬가지다. 상처의 크기나 깊이의 차이일 뿐 신체가 보이는 반응은 똑같은 것이다. 그런데 주사바늘로 인해 상처가 나고 피를 좀 흘렸다고 화를 내거나 고민하는 사람은 거의 없다. 산부인과 진료 역시 마찬가지다. 산부인과 진료로 인해 생기는 경미한 상처는 주사바늘 자국만큼이나 사소한 문제일 뿐이다. 간혹 심하게 상처가 생기는 경우도 있으나 2~3회 정도의 손상으로는 처녀막에 영구적인 상처가 남지는 않는다.

필자의 소견으로는 환자가 어리거나 미혼여성인 경우 신체적인 상처보다 우리 사회를 지배하는 유교적 전통관념 때문에 혼란을 느끼는 것이 아닐까 한다. 어린 시절부터 여성의 정조에 대해 많은 이야기들을 들었으니 당연히 공포심을 가질 수밖에 없다. 다행히 요즘 젊은 미혼여성 환자들은 인터넷 등을 통해 나름대로 의학적인 상식이 풍부해진 탓인지 사전 설명만 해주면 상황을 잘 이해하는 편이라 진료에 많은 도움이 되고 있다.

의사로서, 산부인과를 찾아오는 환자나 보호자들에게 당부하고 싶은 말이 있다면 산부인과 역시 질병을 예방하고 치료하는 전문병원이라는 사실이다. 그러므로 산부인과 병원에 찾아올 때는 처녀막 파열을 걱정하기 보다는 현재 자신의 몸이 어떤 상태인지, 또 문제가 있다면 어떤 치료를 받아야 할 것인지 미리 생각해야 한다는 것이다. 특히 환자의 상태를 제대로 진찰을 하지 못한 의사가 내릴 수 있는 오진의 가능성에 대해서도 반드시 염두에 두어야 한다.

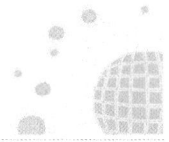

내 딸은 잘 자라고 있는 거지?

– 정상적인 사춘기 발달

사춘기를 나무에 비유하자면 이제 본격적으로 잎을 피워 나가는 시기라고 할 수 있다. 정신적으로, 육체적으로 완전한 어른이 되어가는 중요한 과정인 셈이다. 굳이 '질풍노도의 시기'라는 말을 들먹이지 않아도 이 시기의 청소년들은 심한 열병을 앓듯 10대를 보내게 된다. 이들이 자신이 성장하고 있음을 쉽게 알 수 있는 것은 바로 스스로의 신체를 통해서다.

흔히 2차 성징의 발달이라고 불리는 사춘기의 신체변화는 키의 성장, 유방의 발달(9.8세경), 음모와 액모(겨드랑이 털)의 발달(10.5세경), 첫 월경(초경)의 모습으로 나타나기 때문에 우리는 이때부터 미숙한 청소년기를 벗어나 성인으로의 본격적인 진입을 이루고 있음을 자각할 수 있다.

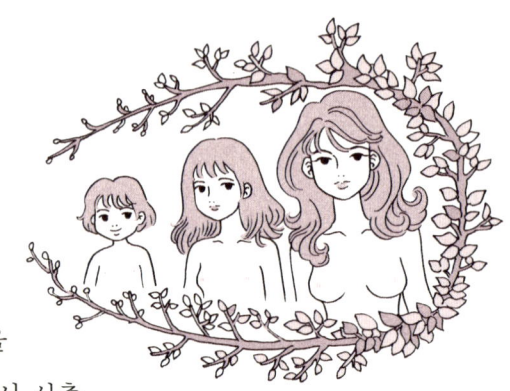

그러나 사춘기가 시작되는 시기는 개인에 따라 차이가 있다. 이를 결정짓는 가장 큰 원인으로 유전요인을 꼽을 수 있다. 만약 가족 중에서 사춘기가 일찍 시작된 사람이 있다면 그 자녀도 사춘기가 일찍 시작될 가능성이 높다. 모녀지간이나 자매들의 초경시기가 비슷한 경우가 많은 것도 바로 이 때문이다. 유전요인 이외에도 지리적 위치, 일사량, 영양 및 건강상태, 심리적인 요인 역시 사춘기 시작 시기와 깊은 연관이 있는 것으로 추정된다. 그 예로 적도 가까운 지역이나 낮은 고도에 거주하는 청소년, 또 농촌보다 도시에 거주하는 청소년들이 사춘기를 보다 일찍 맞이하는 경우가 많다는 점이다.

여성들에게 본격적인 사춘기가 시작됐음을 알리는 초경은 앞서 언급한 요소들 외에 체중과도 밀접한 연관이 있다. 사실 초경은 그 어떤 원인들보다 체중의 영향을 가장 크게 받는다 해도 과언이 아니다. 일반적으로 초경이 시작되려면 체중이 최소한 47kg이 넘어야 한다. 이는 단순히 몸무게가 아닌 체중 당 지방을 감안한 평균 몸무게이다. 즉 자기 체중에서 최소 17%는 지방이어야만 초경이 시작될 수 있는 것이다. 그래서 날씬한 경우보다는 과체중인 여자 아이들이 초경 시기가 더 빨리 올 수 있다. 실제로 정상체중보다 몸무게가 20~30% 정도 더 나가는 여자 아이들은 정상체중의 아이들보다 초경이 일찍 찾아 올 확률이 매우 높다고 한다.

그와 반대로 체격이 매우 마르거나, 지방이 별로 없고 근육이 많은 운동선수들의 경우는 초경이 지연되거나 무월경 현상을 보이기도 한다. 영화 'GI 제인'에서 주인공 데미 무어는 혹독한 해병대 훈련을 견뎌내기 위해 남자와 같은 근육을 만든다. 그 얼마 후 의사에게 월경이 멈춰버렸다는 고백을 하는 장면이 있다. 이처럼 지방은 여성에게 없어서는 안 될, 중요한 신체구성 요소이다. 따라서 최근 깡마른 몸매를 강조하는 몸짱 열풍은 정상적인 사춘기의 발달뿐만 아니라 여성의 건강을 위해서도 그리 바람직한 일은 아니다.

생활환경과 영양상태의 향상으로 청소년들의 체중과 신장이 증가함에 따라 초경시기도 점점 빨라지고 있다. 한 연구에 따르면 지난 150년 간 서양 여성들의 초경연령은 매 10년마다 3~4개월씩 빨라졌으나 1960년대 이후에는 13세에서 더 이상 변화가 없었다고 한다. 우리나라 여성들의 평균 초경연령도 최근 50년간 10년에 평균 6.6개월씩 낮아져 현재는 약 13세 정도로 서양과 큰 차이를 보이지 않고 있다.

초경 이후 매달 이어지는 규칙적인 생리와 점점 여성적으로 변하는 아름다운 신체발달은 잘 조화된 뇌와 난소의 협력 작용에 의한 것이다. 놀라운 사실은 이러한 뇌와 난소의 협력 기능은 연령과는 상관이 없다는 사실이다. 유아기나 소아기 뿐 아니라 성인기 모두 똑같이 작용하기 때문이다. 다만 뇌의 다른 부위에서 이러한 기능이 특정 시기까지 나타나지 못하도록 억제하여 어린 아이가 생리를 한다든가 임신을 하는 일들이 일어나는 것을 방지해 준다. 이런 사실만 봐도 사람의 몸이 얼마나 정교하고 신비한 것인가를 잘 알 수 있다. 간혹 초등학교도 들어가기 전의 어린 딸이 생리를 해서 그 어머니가 놀라 병원에 데려오는 경우가 있는데, 이는 일시적으로 뇌와 난소의 협력 기능에 이상이 생겨 이변이 일어난 것일 뿐이다.

우리 딸이 이상이 있다니
그게 무슨 소리야?

- 비정상적인 사춘기 발달

너무 빨리 여성이 되어버린 아이(성조숙증)

10대 여자 아이에게 첫 생리의 시작은 소녀에서 여성이 되어가고 있다는 첫 번째 변화의 신호탄이다. 초경이 시작됨으로써 여성은 임신능력이 생기고 신체는 부드러운 S자 굴곡을 띠면서 점차 여인으로 변화되어 간다. 따라서 이 시기에 초경이 시작되지 않으면 대부분의 여성들은 초조감을 느낀다. 그러나 초경시기가 늦어지는 것보다 더욱 문제가 되는 것은 오히려 너무나 이른 나이에 시작되는 초경이다.

한 가지 사례를 든다면 7살에 초경이 시작된 한 여자 아이의 경우다. 아이의 엄마는 30대 초반의 젊은 여성이었는데 진료실로 들

어서는 순간부터 당황한 기색이 역력했다. 놀라고 당황한 그녀 곁
에는 어린 딸아이가 서 있었는데, 아이의 엄마는 피로 붉게 물든 팬
티를 보여주면서 아이가 자궁출혈이 있다고 호소했다.

　아이는 또래 아이들에 비해 체격이 큰 편으로 키가 138cm이었
다. 신장뿐 아니라 다른 신체발달도 매우 빨랐다. 유방이 약간 커져
있는데다 외음부의 대음순도 크기가 증가되어 있는 상태라 보다 정
확한 진찰을 위해 혈액검사를 권유했다. 그 결과 그 아이에겐 여성
호르몬의 증가 현상이 나타났다. 손목사진을 이용한 뼈 나이의 검
사에서는 또래에 비해 2~3세 정도 높은 편이었다. 초음파 검사를
실시하자 자궁은 이미 12~13세 사춘기에 해당되는 크기를 보였
다. 이 모든 진찰과 검사 후 내린 결과는 '성
조숙증' 이었다.

　성조숙증이란 8세 이전의 아
이에게서 유방발달이나 치모
의 성장 혹은 초경이 일어나
는 현상을 말한다. 성조숙증
은 부모가 빨리 눈치 채고
아이를 병원에 데려와 진찰
을 받는다면 큰 어려움 없이
치료를 할 수 있다. 하지만 이를 방

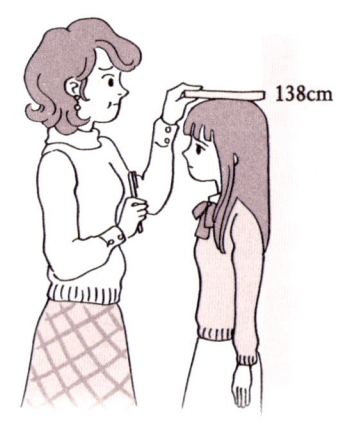

치해 치료시기를 놓친다면 나중에 몇 가지 문제를 일으킨다.

 우선 초경을 일찍 하게 되면 여성 호르몬 역시 증가하는데, 문제는 이 여성 호르몬이 성장을 좌우한다는 점이다. 즉 여성 호르몬 작용에 의해 성장판이 일찍 닫히게 되어 키가 150cm 이상 자라지 않는 경우가 많다. 더 큰 문제는 이 성조숙증이 단순히 여성 호르몬이 과다 생성되어 생긴 질환이 아니라 뇌종양 등 치명적인 질환이 원인일 수도 있다는 점이다. 이럴 경우 더 큰 문제를 야기할 수 있으므로 반드시 조기진단과 치료가 선행되어야 한다. 또 큰 문제가 아닐 수도 있지만 너무 어린 나이에 생리를 하게 되면 정신적인 위축감이나 소외감을 느낄 수 있고 위생처리 등도 미숙해 질염 등의 문제를 일으킬 수도 있다.

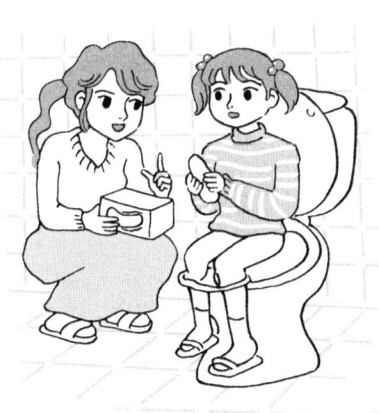

 필자는 올해 15살 된 여자아이가 이런 문제로 자신의 엄마를 원망하는 것을 본 적이 있다. 그 아이는 8살부터 생리가 있었는데 그때 아이의 엄마는 어디선가 요즘 아이들 대부분이 초경이 빠르다는 이야기를 들은 터라 자신의 딸의 생리문제도 대수롭지 않게 생각하

고 말았다. 그러다 딸의 생리불순이 심해져서 병원에 왔는데 15살이나 된 아이의 키가 147cm로 또래에 비해 작은 편이었다. 그래서 필자가 "생리불순은 쉽게 치료가 되겠지만 생리가 이미 시작되었으니까 더 이상 키가 자라지 않는다."고 전하고 "초경이 있었을 때 치료했으면 키를 좀 더 자라게 할 수 있었다."고 말해 주었다. 그러자 엄마는 스스로를 자책하면서 괴로워하고 딸은 딸대로 엄마에게 책임지라고 심하게 대드는 것이었다. 요즘 아이들이 키에 얼마나 신경을 쓰는지 알고 있는 필자로서는 충분히 그 딸의 심정이 이해가 갔다.

이러한 성조숙증은 생리가 없이 유방이나 치모의 발달에만 나타나는 경우도 있다. 하지만 이런 경우는 증상이 심하지 않으면 크게 걱정할 필요가 없다. 필자 역시 유방발달만 있는 아이들을 많이 보았는데 그들 대부분은 특별한 치료 없이 관찰만으로도 무난히 정상적인 사춘기의 발달이 진행되었다.

아니 그 아이 나이가 몇 살인데? (사춘기 지연)

필자가 진료한 환자 중 성조숙증과 상반되는 문제로 고민하던 17살 여고생이 있었다. 그 여학생은 도살장에 끌려온 소 마냥 어머니에게 강제로 이끌려 산부인과에 들어섰다. 아무리 미성년 클리닉이라 해도 산부인과라면 기겁을 할 나이의 여학생이 어쩔 수 없이 어머니 손에 이끌려 병원을 찾게 된 이유는 17살이란 나이가 되도록 초경이 없기 때문이었다. 이러한 현상은 성조숙증과는 반대되는 질환으로 의학용어로는 '사춘기 지연'이라고 부른다.

사춘기 지연은 산부인과 미성년 외래에서 가장 자주 접하는 질환으로 그 원인이 매우 다양하다. 가장 일반적으로 알려진 원인으로는 난소의 기능이 없어진 난소기능부전증, 자궁이나 질의 형성에 이상이 생긴 선천성기형, 뇌에서의 호르몬 분비 이상 등이 있다. 그러나 가장 흔한 이유는 단순히 초경이 늦게 시작되는 것이다. 이것은 체질적인 이유도 한 원인으로 보통 자신의 어머니가 초경이 늦었던 경우 딸 역시 초경이 늦게 시작되는 경우가 많다.

앞에서 언급한 세 가지 이유는 반드시 치료를 요하는 중한 질환이지만 후자처럼 체질적 원인으로 인한 초경의 지연은 저절로 좋아지는 경우가 대부분이기 때문에 크게 걱정을 할 필요는 없다. 하지만 초경이 늦는 경우에도 무작정 기다리기 보다는 일단 병원에 와서 왜 초경이 늦어지는지 정확한 원인을 먼저 알아보는 것이 매우 중요하다.

어린 아이가 팬티에 냉이 있어?

― 질 염

 5세 여자 아이를 둔 젊은 엄마가 아이의 손을 잡고 미성년 클리닉을 찾아온 적이 있었다. 마치 자신이 병에 걸린 것처럼 심각한 표정으로 자리에 앉은 엄마가 내민 것은 분비물이 심하게 묻은 딸의 속옷이었다.

 이처럼 냉이나 대하라고 불리는 질 분비물이 많을 경우 질염이라고 진단을 내린다. 이 글을 읽는 독자들은 '도대체 5살 아이에게 무슨 냉이 생기겠냐?'고 의문을 가질 수도 있다. 하지만 질염은 성인 여성뿐 아니라 유아부터 중·고등학교에 다니는 청소년들에게도 심심치 않게 나타나는 흔한 질병 중 하나다. 다행히 대부분의 질염은 간단한 치료만으로 완치가 가능하다. 그러나 간혹 증상이 심한 경우는 치료가 쉽지 않거나 치료 후 다시 재발하는 경우가 있어 환자나 보호자를 당혹스럽게 만들기도 한다.

어린 여자아이가 질염을 앓는 원인은 다양하다. 가장 흔하게는 질 속에 정상적으로 존재하는 비병원성의 세균들이 몸의 상태가 나빠지면 병원체로 변하거나 항문의 병원성 세균이나 요충이 질 내로 옮겨지기 때문이다. 간혹 나이 어린 유아들의 경우 단순한 호기심 때문에 이물질을 자신의 질 속에 삽입해 심한 악취의 화농성 분비물을 생기게 하는 일도 종종 있다. 매우 드문 경우지만 자궁과 질의 기형 혹은 질에 발생하는 악성종양에 의하여 재발성 질염이 발생하기도 한다.

생리를 시작하지 않은 어린 아이들은 아직 신체적으로 덜 성숙하기 때문에 어른에 비해 질염에 약하고 재발하는 경우도 많다. 그 이유는 아이들은 질 내 방어벽이 약하고 외부의 충격에 쉽게 상처를 받기 때문이다. 또한 어른은 질의 산성도가 높아 병원균을 죽일 수 있는 반면 아이들은 질 내 환경이 중성이어서 오히려 병원균이 활발하게 자라기 때문이다.

질염에서 벗어나기 위해서는 청결한 위생이 가장 중요하다. 항상 속옷을 깨끗하게 유지하고 자극을 피한다면 대부분 좋아질 수 있다. 병원균에 의한 질염은 적절한 항생제 투여로 치료하지만 계속 재발하면, 질 세포의 방어력을 높이거나 어른의 질 내 산성환경과 유사하게 만들기 위해 호르몬제를 사용하기도 한다. 기형이나 악성 종양에 의한 질염은 원인치료가 선행되어야 한다. 간혹 부모님들이 아이들을 병원에 데려오기를 꺼리는 바람에 적절한 치료시기를 놓치고 고생하는 아이들을 보게 된다. 의사의 입장에서 매우 안타까운 일이다.

어떤 질병도 조기치료는 최선의 예방이다. 최근에는 20세 이하의 유아나 청소년기의 여자 아이들을 대상으로 하는 미성년 클리닉이 개설되어 있으니 기존에 갖고 있던 산부인과에 대한 편견들은 모두 버리고 부담 없이 찾아가 보도록 하자.

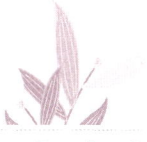

피임과 혼전 성 관계

인터넷이 인간을 지배하는 세상이다. 컴퓨터를 켜고 마우스 한 번 클릭하면 지난 밤 전 세계에 무슨 일들이 일어났는지 손오공이 근두운을 타고 날아다니는 것보다 더 빠르게 알 수 있다. 특히 우리나라는 다양한 인터넷 정보들 속에서도 성과 관련된 정보가 유난히 넘쳐나는 곳이다.

인터넷을 하다 클릭 한 번 잘못하면 곧 상식 밖의 이상한 성 사이트로 곧장 연결된다. 그리고 이 사이트에 한 번 걸려들면 그때부터 본인의 의사와는 상관없이 낯 뜨거운 화면들을 지켜보는 엄청난 고문을 견뎌야 한다. 아마 정도의 차이는 있을지 몰라도 대한민국의 성인 남자들 중 이런 경험도 한 번 없다면 그 사람에게는 분명 '너 어느 별에서 왔니?' 라고 되물어야 할 것이다. 그런데 이런 식으로 갑작스럽게 성적충동을 받게 되는 경우 결혼한 성인 남자들은 큰 문제가 되지 않지만 미혼인 젊은 남자들은 과연 어떻게 문제를 해결해야 할 것인가?

젊은 남자의 성적욕구라는 것은 본인 스스로도 통제하기 힘든, 일종의 활화산 같은 것이다. 물론 자제심을 발휘할 수 있다면 더할 나위 없이 현명한 일이겠지만 수도승이 아닌 이상 결코 쉬운 일이 아니다. 이때 약혼을 한 상태거나 서로의 미래를 책임지고 신뢰할 수 있는 파트너가 있다면 그 역시 큰 어려움이 없다. 가장 큰 문제는 육체는 준비가 된 상태지만 정신적인 판단력은 아직 미숙한 청소년기의 성관계다.

젊은 아이들이 흔히 한물 간 세대라고 놀리는 기성세대들은 남녀의 성관계를 감정이 아닌 이성의 문제라고 생각한다. 그래서 청소년기의 자녀들에게 돌다리도 두드려 보고 건너라는 식으로 신중하게 행동할 것을 요구한다. 하지만 요즘 신세대 젊은이들에게 사랑은 논리가 아니라 행동이다. 또한 사랑이 소유의 개념인 이들에게 적극적인 행동은 필수적인 행동요령인 셈이다. 하지만 문제는 사랑 다음에 이어지는 원하지 않는 임신이다. 성경험이 많지 않고서야 피임에 대한 상식도 당연히 미숙할 수밖에 없다.

성문화가 개방적인 북유럽에서는 딸이 생리를 시작하면 엄마가 피임에 관한 교육을 시킨다고 한다. 하지만 우리나라에서 이제 막

수능시험을 마친 딸에게 피임교육을 시킬 만큼 배짱 좋은 엄마는 없을 것이다. 물론 부모의 입장에서는 당연히 고민이 되지 않을 수 없다. 그렇다고 아이의 사생활을 추적하거나 이성 친구와의 만남을 통제하기도 불가능한 일이다.

요즘 젊은 세대들에게는 부모의 일방적인 지시나 명령이 통하지 않을 뿐더러 인터넷이나 휴대폰을 통해 보고 듣는 것이 많아서 정보의 양이 부모 세대들보다 월등하게 뛰어나기 때문에 어설픈 충고는 오히려 반발심을 사기 쉽다. 하지만 스스로 모든 것을 다 안다고 생각하는 이 영악한 젊은 세대들은 정작 성문제에 관해서는 올바른 지식보다 빗나간 정보를 많이 알고 있다는 것이 문제다.

기성 세대들 중에서는 미성년을 대상으로 피임방법을 설명하는 것은 윤리적으로 옳지 못하다고 생각하는 경우도 있다. 하지만 요즘 같이 성에 관한 정보가 홍수를 이루는 풍토 속에서는 오히려 정확하고 올바른 피임방법을 알려주는 것이 충동적인 성관계를 통해 일어날 수 있는 여러 가지 문제들을 예방하는 최선의 방법이라는 생각도 든다. 또한 독자 중에는 현재 결혼 직전이거나 미혼여성도 있을 것이라 여겨져 아주 간단한 피임방법을 설명하기로 한다. 단, 자궁 내 장치(루프)나 피임약과 같이 지속적인 성생활을 위한 본격적인 피임방법은 여기서 설명하는 내용들에 적당하지 않아 제외하기로 한다.

우선 가장 간단하게 할 수 있는 피임법은 콘돔을 사용하는 것이다. 콘돔은 사용법이 간단하고 부작용도 없으며 피임 성공률 또한 높아 가장 효과적인 방법 중 하나다. 그러나 콘돔을 사용할 때 자칫 실수하기 쉬운 부분이 있는데 그것은 콘돔을 사용할 때는 착용시 콘돔 끝에 볼록하게 튀어 나온 부분을 비틀어 짜서 공기의 유입을 막아야 한다는 것이다. 콘돔의 볼록하게 튀어나온 부분은 콘돔의 파열을 막아주는 안전장치 역할을 한다. 그런데 콘돔을 급히 착용하다 이 부분에 공기가 들어가게 되면 성교시 그 부위가 압력을 이기지 못하고 파열되어 피임효과가 없어지게 된다. 또한 개봉한 콘돔은 즉시 사용을 해야 피임효과를 높일 수 있다. 그 이유는 콘돔 끝에는 정자를 죽이는 약물이 묻어있는데 개봉 후 너무 오래 공기 중에 노출되면 이 약물이 말라버려서 피임효과가 현저히 떨어지기 때문이다. 따라서 성관계가 잦은 일반 기혼여성들은 관계 전 미리 여유분의 콘돔을 준비해 두는 것이 임신에 대한 위험을 피할 수 있는 방법이다.

대비 없이 성관계를 가졌을 경우 사용하는 응급 피임방법으로는 사후 피임약 복용법이 있다. 원래 피임약이라는 것은 한 달에 21일 이상을 복용해야 효과를 볼 수 있다. 하지만 사노라면 어쩔 수 없는 상황이란 것도 생기기 마련이다. 그런 경우에 임신방지를 위해 차선책으로 많이 사용되는 방법이 사후 피임약 복용이다. 차선책이라는 용어에서 알 수 있듯이 사후 피임약은 피임효과나 안전성에 있어 일반적인 피임약보다 그 효과가 떨어진다. 사용법은 성교 후 72시간 이내에 5일 동안 하루에 2번씩 약을 복용하는 것이다. 그러나 이 방법은 심한 출혈이나 자궁 내 유착 등의 부작용을 가져 올 수 있으므로 응급상황이 아닌 평소에 사용하는 피임법으로는 적당하지 않다.

가장 왕성한 성관계를 가지는 젊은 신혼부부들의 경우는 간혹 질외사정의 피임효과에 대해서 물어오는 경우가 종종 있다. 여기서 필자는 질외사정이 피임효과가 거의 없다는 것을 밝혀둔다. 성관계 시 일부 건강하고 날쌘 정자들은 정상적인 사정이 이루어지기 전에 다른 정자들 보다 빨리 난자를 향해 여행을 떠난다. 따라서 질외 사정법은 마음만 편할 뿐 안전한 피임효과는 전혀 기대할 수 없는 방법이다.

그 외 생리주기를 체크해서 배란일을 피하는 방법도 있으나 이 또한 믿을 수 없는 방법이다. 생리주기 자체가 동일한 여성들도 배란이 불규칙 할 수 있을 뿐 아니라 생리주기가 규칙적이라 하더라도 난자는 배란 후에도 몸 속에서 2일 정도는 살아있을 수 있다. 때문에 배란일을 전후에서 4~5일 가량은 임신이 가능하다.

다시 요약한다면 청소년기는 스스로의 자제를 통해 금욕하는 것이 최선의 방법이지만 피치 못할 경우 반드시 콘돔을 사용하는 것

이 성병예방 뿐만 아니라 가장 안전하고 효과적인 피임예방법이라
는 사실을 잊지 말자.

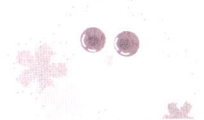

성폭행 이후의 대처가
무엇보다 중요하다

미성년 클리닉을 찾는 여성들 중 가끔 가슴 아픈 사연을 안고 찾아오는 환자들을 만날 때가 있다. 이번 사례도 그런 경우다. 진료실에 들어 온 여성은 30세 중반의 젊은 엄마였는데 나와 마주 앉자 당황스럽고 비참한 마음을 애써 숨기고 있었다. 하지만 아무리 감추려고 노력해도 그 엄마의 얼굴에는 분노가 역력했으며 무엇인가를 말하려고 애쓰는 모습에서도 긴장감이 느껴졌다. 그런 엄마 옆에는 10세 정도의 딸이 있었는데 본인이 왜 산부인과에 와야 하는지 이해하지 못하겠다는 듯 얼떨떨해 하면서도 한편으로는 몹시 부끄러워하는 모습이었다.

다년간의 임상경험으로 필자는 이 상황만으로도 두 모녀가 왜 산부인과를 찾아왔는지 대충 짐작할 수 있었다. 역시 전후 사정을 들어보니 딸이 이웃에 사는 남자 중학생에게 성폭행을 당한 것 같다며 확인해보고 진단서를 끊어 달라는 것이었다. 실제로 성폭행은 전혀 모르는 사람보다는 주위 사람을 통해 일어나는 경우가 많다. 또 미성년 성폭행은 중·고등학생이나 정신적으로 문제가 있는 성인에 의해 저질러지는 경우가 대부분이다. 이러한 미성년 성폭행 사건은 단순히 외상의 문제만이 아니기 때문에 매우 조심스럽게 접근해야 한다. 그래서 일반 산부인과 외래에서 상담하는 것에 많은 어려움이 있다.

필자는 우선 아이에게 사건의 전후 상황에 대해 물어보았다. 아이의 이야기를 들어보니 학교수업을 마치고 집으로 오는데 평소 얼굴을 알고 있던 중학생이 잠깐 보자고 하더란다. 그래서 따라갔더니 자기 몸에 이상한 짓을 했다는 것이었다. 아이는 반항을 했지만 힘이 모자랐고 더구나 남학생이 겁을 주는 바람에 어쩔 도리가 없었던 것 같았다. 아이를 진찰해보니 다행히 산부인과적으로 큰 문제가 없었다. 아마 성적 호기심 때문에 일을 저질렀던 중학생이 실제 성관계에 있어 미숙한 탓에 더 큰 불행한 일이 일어나지 않았던 것 같았다. 그러나 성폭행 사건이 이처럼 경미하게 끝나는 경우는 그렇게 많지 않다.

실제로 성폭행이 발생했을 경우 보호자들은 사건 자체를 숨기려고만 해서 오히려 더 큰 화를 자초하는 경우가 종종 있다. 성폭행은 발생 이전보다 이후의 대처가 무엇보다 중요하다. 성폭행을 당한 아이의 보호자에게 몇 가지 주의점을 당부하자면 다음과 같다.

첫째, 사건이 발생하면 즉시 아이를 병원에 데려와야 한다. 그래야만 정액이 없어지기 전에 채취를 하여 증거물을 확보할 수 있다. 우리나라 여성들은 대개 성폭행 당한 것을 수치스럽게 생각하여 사건 직후 몸을 씻고 현장 흔적도 치운다. 이것은 치명적인 실수다. 어느 법조인의 글을 읽은 적이 있는데 외국 여성들의 경우는 성폭행을 당하게 되면 범인이 가버리자마자 현장을 보존하고, 체모나 체액을 증거물로 확보한 다음 곧바로 병원으로 가 진단을 받는다고 한다. 이미 벌어진 일이 원치 않은 불의의 사고이기는 하지만 돌이킬 수 없다면 어떠한 것이 현명한 것인가 묻고 싶다.

둘째, 감추려고 하다 검사와 치료시기를 놓쳐서는 안 된다. 질이나 외음부의 손상은 치료를 하지 않아도 나을 수 있지만 성병은 조기에 치료하지 않으면 불임 등의 후유증을 남길 수 있다. 불행히도 성폭행 가해자는 상당수 성병을 지니고 있다. 보통 보호자들은 질이나 처녀막 등의 외음부 손상을 많이 걱정하지만 대개의 경우 이러한 손상은 쉽게 회복된다. 드물게 항문과 직장까지 파열되는 심한 상처를 입는 경우도 있지만 이때도 봉합하면 별 문제없이 낫는다. 그러나 성병은 조기 치료가 중요하다는 점을 명심해야 한다.

셋째, 정신적인 문제이다. 성폭행은 육체적인 폭력이자 정신적인 폭행이다. 피해자가 성폭행이라는 상황을 이해할 수 없는 어린 나이이면 오히려 큰 문제가 없으나 비교적 성숙한 아이인 경우 정신과적 조언을 받는 것이 중요하다. 그런 상처는 일생 동안 아이의 영혼에 상처로 남아 성장한 후에도 결혼생활이나 남녀 관계에 부정적인 영향을 줄 수 있다. 그러므로 성폭행의 상처는 단순히 부모 선에서 문제를 해결하기 보다는 전문가의 상담을 받게 하는 것이 꼭 필요하다.

마지막으로 임신이 되었을 경우의 대처 방법이다. 한 번의 성폭행으로 임신하는 경우는 거의 없지만 반복적인 성폭행을 당할 경우 임신이 될 수 있다. 아이들은 대개 생리가 불규칙하기 때문에 자신이 임신을 해도 그 사실을 잘 모르거나 알아도 겁이 나서 이를 숨기려고 하는 경향이 많다. 그래서 가끔 어린 여자 아이가 화장실에서 혼자 아이를 낳는 사건이 일어나 우리 사회를 충격에 빠트리는 것이다. 부모가 아이가 임신한 사실을 알게 되었다면 아이를 데리고 산부인과를 찾아 도움을 청하는 것이 아이의 미래를 위한 최선의 방법이다.

가족이 성폭행을 당했다는 사실은 다른 여타의 사고와는 달리 모든 가족 구성원에게 상처를 주는 일 이상임은 말해서 무엇 하랴. 교통사고를 방지하기 위하여 아이를 데리고 신호등의 의미와 횡단보도를 가르치고, 학교에서 소방훈련을 하듯이 이제 우리 딸들에게 어떠한 것이 성적으로 적신호이며 방화에 해당하는 위험한 상황인지를 바르게 가르쳐 주어야 할 때다.

필자는 유치원에 다니는 딸과 샤워 할 기회가 있었는데 아기가 자기의 성기를 가르치며 " 엄마, 내 몸은 소중한 거니까 함부로 만지면 안 된대."라는 이야기를 하여 산부인과 의사인 필자를 놀래킨 적이 있다. 아이에게 들어보니 유치원 선생님이 가르쳐 주시면서 낯선 사람이 과자를 사주며 낯선 곳으로 데리고 갈 경우 따라 가지 말 것, 강제로 끌고 갈 경우 소리 칠 것 등을 같이 가르쳐 주셨다고 했다. 오히려 전문가임을 자처 했던 이 엄마가 못한 것을 해 주신 유치원 선생님께 고마울 따름이다.

이렇게 아이들에게 위험에 처하지 않도록 교육을 하는 것도 중요하지만, 불의의 사고를 당했을 경우 부모마저 순결의 이데올로기만을 떠올리며 자포자기식, 혹은 은폐만을 위한 대처를 해서는 안 된다. 모든 사고에서 그렇듯이 불행한 사고임에는 틀림없는 성폭행에 대해서도 예방과 현명한 사후 처리가 최선임은 예외가 아니다.

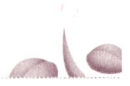

처녀막이 순결의 상징?

필자는 학회를 즈음 하여 터키를 여행 할 기회가 있었다. 시골마을을 지나면서 안내하시는 분에게 그 나라 고유의 결혼 문화에 대해 들을 기회가 있었는데, 결혼 첫날 밤이 되면 시어머니와 어머니가 신부가 있는 신방에 들어 와서 신부의 처녀막 유무를 검사한다고 한다. 그래서 처녀가 아니라고 판단 될 경우에는 집안의 남자들이 신부를 집 밖으로 끌고 가 그 신부는 죽임을 면치 못한다고 했다. 이만큼이나 순결이 강조되었던 이 나라에서 조차도 요즘은 혼전동거가 유행이라 하니 성에 대한 개방은 국경과 문화를 초월한 이 시대의 풍조인 듯하다.

우리의 신세대들은 촌스럽다고 생각할 지 모르지만 우리나라도 과거에는 결혼 전 여자의 처녀성을 매우 중요시 여겼다. 그래서 첫

날 밤 이부자리에 순결을 상징하는 피의 흔적이 남지 않을 경우 이혼을 당하는 일도 있었다. 어머니들은 이부자리에 피의 흔적이 남도록 미리 요에 하얀 천을 덮어 두었다는 이야기도 전해진다. 이렇게 동서고금을 막론하고 이런 이야기가 전해지는 이유는 지금처럼 유전자검사를 통하여 친자 확인을 할 수 없었던 부계 중심 사회에서 자기의 혈통을 확실하게 남기려는 가부장적 발상 때문이었을 것이다.

필자가 만난 환자 중에서도 처녀막 때문에 고초를 겪은 여성이 한 명 있었다. 어느 날 응급실을 통해 질 출혈이 심한 22세의 여성이 내원하였다. 얼마나 출혈이 심했는지 도착했을 때는 얼굴이 하얗게 질려 있었다. 진찰 결과 자궁이나 난소에는 이상이 없었고 처녀막이 항문 쪽으로 파열이 되어 있었는데 파열 부위에서 지혈이 되지 않아 피가 멈추지 않는 상태였다. 이유를 묻자 자꾸 대답을 회피하는 환자를 잘 달래 물어보니 남자 친구와 성교를 하다가 출혈이 있어 처음에는 좀 지나면 멈추겠지 했는데 출혈이 멈추지 않아 급히 응급실로 왔다는 것이다. 이 여성은 처녀였고 남자 친구의 성화에 못 이겨서 내키지 않는 마음으로 성관계를 가졌다가 그야말로 아닌 밤중에 날벼락을 맞게 된 것이었다.

진찰 결과 환자의 처녀막은 유난히 살이 많고 두꺼운 편이었으며 면적도 질 입구의 반 이상을 덮고 있는 형태였다. 처녀막은 성교 시 파열되더라도 대부분 저절로 출혈이 멈춘다. 그런데 이 처녀의 경우 처녀막이 크고 두꺼울 뿐 아니라 진심으로 원해서 성교를 하게 된 것도 아니기 때문에 성적 흥분에 의한 질 확장도 별로 없었고 성관계시 윤활제 역할을 하는 분비물의 양도 적었던 것이다. 모든 조건이 아주 나쁜 쪽으로 맞아 떨어진 셈이었다.

처녀막은 모양이 다양하고 막힌 정도도 다양하다. 심한 경우는 처녀막이 질 전체를 막아 매달 월경 때 자궁 속의 피가 밖으로 배출되지 못하는 폐쇄 처녀막이 될 수도 있다. 결혼 전 여성들에게 본인의 처녀막이 어떻게 생겼는지 직접 눈으로 확인해 보라는 주문까지는 무리라고 생각되지만 샤워를 하면서 한 번 정도 자신의 성기를 직접 만져봐서 큰 문제가 없는지 알아볼 필요는 있다고 생각한다. 근래 여성의 인권을 외치는 일부 페미니스트들은 여성들도 거울을 통해 자신의 성기를 확인해 보자는 주장도 펼치고 있다. 관점의 차이는 있겠지만 필자 역시 남자나 여자에게 성기는 수치심의 대상이 아니라 자부심의 근원이 되어야 한다는 점에 공감하는 바이다.

요즘도 딸과 함께 병원을 찾아 와 딸의 처녀막을 재생시켜 달라는 요구를 하는 보호자들이 종종 있다. 그러나 대부분의 경우는 처녀막 재생술이 필요할 정도는 아니다. 필자가 판단하기에는 처녀막 수술이란 실제적인 효용성은 별로없는 것 같고 사실 스스로가 정신적으로 안심하려는 기대심리가 더 큰 것으로 보인다. 하지만 성경험이 전혀 없는 진짜 처녀라고 하더라도 결혼 첫날밤에 반드시 출혈을 하는 것은 아니어서 처녀막의 상태에 따라 첫 경험이라도 출혈이 없을 수 있다. 반대로 성경험이 이미 있는 상태에서도 새로 난 상처를 통해 출혈을 할 수도 있다. "보이는 것이 곧 진실이 아닐 수도 있다." 는 말을 처녀막의 유무로 여성의 순결성을 판단하려는 이 논리에 적용해 볼 수 있겠다. 즉 '처녀'라고 규정지을 수 있는 처녀막의 상태나 모양이 정형적이지 않다는 것이다. 그러므로 남녀 관계에서 보이는 처녀막 보다 중요한 것은 보이지 않는 사랑과 신뢰임을 강조하고 싶다.

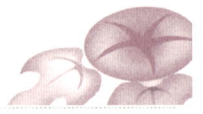

종양 그리고 암

혹자들은 어린 아이에게 무슨 부인과 종양이나 암이냐고 되묻겠지만 이러한 질환은 아이들에게서도 심심치 않게 발생한다. 몇 가지 사례를 소개해 보기로 하자.

★ 사 례 1

18세의 여성이 생리양이 너무 많아서 외래를 방문한 일이 있다. 초음파 검사 결과 약 7cm의 자궁근종이 생겼음이 밝혀졌다. 자궁 근종은 대개 양성이므로 치료만 하면 별 문제가 없다. 미혼여성의 경우 외상이 없기를 원하므로 대개 내시경으로 수술을 하는데 혹 이 너무 큰 경우 개복수술을 해야 하는 경우도 있으므로 가능한 병 원에 빨리 와 조기진찰을 받는 것이 중요하다.

이 여성은 내시경을 이용하여 자궁근종을 효과적으로 적출하였으며 그 후 생리양이 정상으로 회복되어 지금은 잘 지내고 있다. 최근에는 복사열을 이용하여 자궁근종을 녹이는 치료법도 시도되고 있다. 이 시술법은 복부에 외상이 거의 없고 자궁 자체에도 큰 상처는 남기지 않으면서도 효과적이어서 미성년 자궁근종 치료에도 도움이 될 것으로 보인다.

★ 사 례 2

개인병원에서 7cm의 우측난소종양을 진단받고 내원한 16살 여고생이 있었다. 이 여학생은 14살 때 좌측난소종양이 있어 이미 좌측난소를 절제한 상태였다. 따라서 이번에 우측난소마저 절제하면 10대라는 어린 나이에 폐경이 될 운명이었다. 이럴 경우 의사들은 재발의 위험성이 있더라도 우측난소의 정상조직이라고 여겨지는 부위를 일부 남겨두게 된다.

다행히도 이 여학생은 수술 후 규칙적으로 생리를 잘 하고 있으며 건강하게 지내고 있다. 그러나 이런 여학생은 정상 난소 조직이 별로 남아 있지 않기 때문에 조기 폐경의 가능성이 높다. 필자는 가능한 결혼을 빨리 해 임신 할 것을 권유하였다. 여기 소개한 여학생은 수술을 2번만 한 경우지만 필자는 같은 수술을 3번까지 한 여학생도 본 적이 있다.

★ 사 례 3

22세의 한 미혼여성은 4cm 크기의 좌측난소종양과 생리통 때문에 병원을 찾아왔다. 초음파 검사상으로 심각한 문제는 없는 것 같았지만 그래도 난소 혹이 있으므로 일반적으로 시행하는 난소암 혈액 검사도 병행하였다. 그런데 검사 결과 놀랍게도 난소암 수치가 정상 수치인 35보다 무려 6배나 높은, 200도 넘는 수치가 나왔다. 물론 이 검사가 100% 믿을 만한 검사는 아니지만 수치가 70이상이 되면 의사들은 긴장하게 된다.

그러나 임상 소견상 아무리 봐도 난소암 같지는 않아 다시 컴퓨터를 이용한 방사선 검사(CT 촬영)를 하였다. 그 결과도 악성종양의 가능성은 거의 없는 것으로 판명되었다. 이런 경우 필자는 환자를 맨 처음 진찰하던 초진상태의 마음으로 돌아가 다시 점검한다. 그 과정에서 이 여성이 난소 혹을 치료하기 위해 부모님이 권한 한방요법을 사용하고 있음을 알게 되었다. 대부분의 환자들처럼 이 여성도 한방약을 먹고 있는 사실을 숨긴 것이다. 그래서 한방약 복용을 중단하게 한 후 3개월간 난소암 검사를 연속 시행하였더니 난소암 수치가 정상으로 내려가는 것을 확인 할 수 있었다. 그 후 이 여성은 더 이상 난소 혹이 커지지 않아 초음파만으로 지속적인 관찰을 하고 있다.

15세의 여고 1학년 학생이 개인병원에서 발견된 우측난소종양 때문에 병원으로 왔다. 초음파 검사에서 발견된 혹은 크기가 5cm 정도였으나 혹 내부에 이상한 모양으로 자라는 조직이 보여 추가로 MRI 검사를 실시하였다. MRI 결과 난소암으로 판독이 나왔다. 학생의 부모와 가족들은 "어린 나이에 암이 웬 말이냐."며 완전 초상집 분위기였다.

성인여성은 난소암 판정을 받으면 자궁과 난소를 모두 적출하는 광범위 수술을 시행하지만 환자가 어린 경우는 미래를 생각해서 쉽게 결정을 내릴 수 없기 때문에 문제가 심각하다. 그래서 많은 의사들은 재발의 위험을 무릅쓰고라도 가능하면 성년이 된 후 임신이 가능할 수 있도록 수술 범위를 가능한 축소한다. 이 학생은 우측난소 절제 수술만 받고 그 후 6개월간 항암치료를 시행하였다. 물론 치료기간 동안은 학교를 휴학해야 되었지만 수술 이후 7년이 지난 지금은 난소암의 재발 없이 어엿한 대학생으로 학업에 열중하고 있다.

★ 사례 5

질 출혈이 있어 미성년 클리닉에 내원한 환자 중 4세 여자 아이가 한 명 있었다. 진찰 결과 질 출혈의 흔적만 있을 뿐 큰 이상은 발견 되지 않았다. 내부에 이상이 있는 것으로 판단되어 MRI 검사를 하였는데 그 결과 질 속에 혹이 있는 것으로 판명되었다. 정상적으로는 질 속의 혹을 관찰할 수 없어 수술을 해야만 했다.

전신마취를 한 후 내시경을 이용하여 질 속을 들여다 본 결과 포도 송이처럼 생긴 혹이 있어 일부 조직을 떼어 내어 조직검사를 하였다. 검사결과 Sarcoma Botryoides라는 질암으로 확진되어 안타깝지만 4살밖에 안된 어린 아이에게 자궁 적출술과 항암요법 을 시행하였다. 이 아이는 현재 추적관찰중이지만 질암 환자의 경 우 50% 정도가 사망하는 것으로 알려져 있다.

난소종양에 대한 몇 가지 사례들을 통해 필자는 꼭 기억해야 할 몇 가지 사항을 특별히 강조하고 싶다. 첫째, 난소종양은 간혹 꼬여 서 심한 복통 때문에 병원 응급실을 찾는 경우가 있다. 따라서 본인 이 난소종양이 있는 경우는 그것이 수술을 할 필요가 없는 정도의 상태라도 항상 난소염전(꼬임)으로 인한 복통을 일으킬 수 있다는 점을 염두에 두고 있어야 한다.

둘째, 모든 아이들이 위 사례의 여학생들처럼 운이 좋으려면 아무리 나이가 어린 아이들이거나 미혼여성이라 할지라도 자기 몸에 약간이라도 이상한 증상이 나타나면 그 즉시 산부인과나 미성년 클리닉에 내원하여 꼭 산부인과 의사의 진찰을 받아야 한다는 것이다.

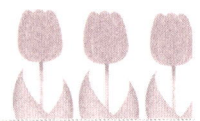

생명의 샘이 말라서 슬픈 이브인가
마법에서 풀려난 공주인가

– 무월경

기억나는 생리대 광고가 하나 있다. 한 미녀 탤런트가 나와 '여자는 한 달에 한번씩 마법에 걸려요.' 라는 카피 문구가 인상적이던 광고였다. 산부인과를 공부하고 환자를 접하는 동안 나 자신도 공감하게 되는 것은 정말 여자의 월경이라는 것은 마법이라 할 만큼 정밀하고 신비롭기까지 하다는 것이다.

천체에서 달은 한 달(정확히는 27.3일)의 주기를 가지고 지구를 중심으로 원을 그리며 돌고 있다. 놀랍게도 달의 주기와 마찬가지로 세상의 모든 여성들은 자기 몸 안쪽에 한 달의 주기를 가진 작은 우주를 가지고 있다. 이 우주는 시상하부, 뇌하수체, 난소, 자궁으로 이루어져 있고 이 구성요소들은 서로 긴밀하게 연계되어 있다.

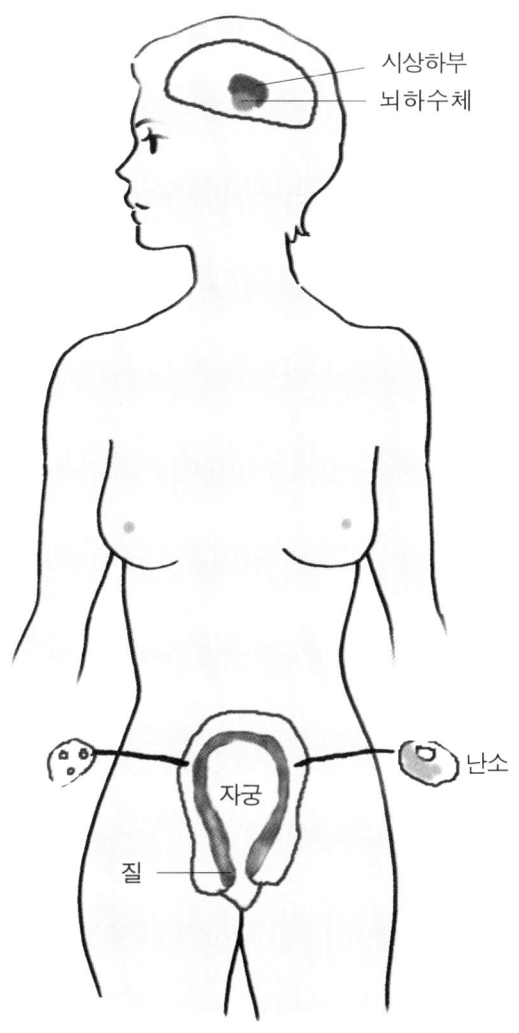

시상하부
뇌하수체

난소

자궁

질

▶ 월경을 움직이는 세개의 축. 난소 · 자궁 · 뇌

초경이 시작되기 전에 이 우주는 오랫동안 깊은 잠에 빠져있는데, 이 긴 잠에서 깨어나 성인으로의 두 번째 탄생을 알리는 것이 바로 초경이다. 그 후로 이 우주는 시상하부의 명령에 따라 한 달의 주기를 가지고 돌고 또 돈다. 따라서 초경을 시작했다는 것은 인체의 각 기관들이 한 사람의 여성으로 성장하는데 아무 이상 없이 성숙되어가고 있음을 의미한다. 즉 뇌하수체나 시상하부, 그 어떤 부분에도 이상이 없으며 난소와 자궁과 질이 정상적으로 존재하고 기능하고 있다는 것을 뜻하기도 한다.

미성년 환자들뿐만 아니라 부인과 환자들이 산부인과를 찾는 가장 큰 원인은 생리불순 혹은 무월경 때문이다. 산부인과 전문의들은 월경이 없어 병원을 찾는 아이들을 만나게 되면 제일 먼저 아이가 초경을 아직 시작하지 않았는지, 아니면 초경 이후 언제 월경이 끊어졌는지를 묻게 되며 유방의 발육상태나 겨드랑이, 성기 주변의 체모의 발달상태 등도 꼼꼼히 살펴보게 된다. 무월경은 크게 일차성(원발성) 무월경과 이차성(속발성) 무월경으로 구분되는데 각각의 원인이 조금씩 차이를 보이기 때문이다.

일차성 무월경이란 급속한 키의 성장, 유방발달, 음모생성 등의 2차 성징이 전혀 나타나지 않는 상태에서 14세까지 초경이 없는 경우와 정상적인 2차 성징은 나타나지만 16세까지 초경이 없는 경우를 말한다. 쉽게 말하면 초경 자체가 없이 계속 무월경을 보이는 것이다.

반면 이차성 무월경이란 이전에 월경을 하던 여성이 6개월간 혹은 이전 월경주기의 3배가 넘는 기간동안 월경을 하지 않는 경우를 말한다.

이차성 무월경은 산부인과 전체 외래 환자 중 1～3% 정도에서 보이지만, 일차성 무월경은 0.3%의 빈도로 극히 드물게 나타난다.

오페라 '리골레토'의 아리아로 유명한 '여자의 마음(La donna e mobile)'에는 '여자의 마음은 갈대와 같아서 겉으로 울고 있건 웃고 있건 도무지 그 속을 알 수가 없다.'라는 가사가 있다. 월경 이상증상 역시 진단을 내리기가 매우 복잡하다. 겉으로 나타나는 증상은 단순한 무월경이지만 체계적 검사와 접근 없이는 산부인과 의사로서도 그 원인을 찾아내기 어려운 경우가 많다.

자, 그럼 이제부터 필자를 따라 복잡한 여자의 우주로 여행을 떠나보자. 여행을 하면서 우주 안에서 생기는 문제들, 다시 말해 정해진 궤도를 이탈함으로서 만나게 되는 신비한 우주의 어려움들도 지혜롭게 함께 풀어보자.

1) 첫 번째 궤도이탈 행성, 자궁과 질의 문제

단정하게 교복을 차려입은 고등학교 1학년 여학생이 배를 움켜쥐고 응급실로 들어섰다. 진찰을 통해 여학생이 3년 전부터 간간히 복통을 겪어 왔다는 사실을 알 수 있었다. 처음에는 견딜 만하던 것이 점차 한두 달에 한번씩은 진통제를 먹어야 할 정도로 차츰 심해졌는데, 어제부터 시작된 통증은 도저히 참을 수 없을 정도여서 급히 응급실로 달려 온 것이었다. 먼저 응급실에서 내과와 외과적 검사들을 모두 마쳤으나 별다른 이상이 발견 되지 않아, 산부인과 미성년 클리닉으로 의뢰되었다.

아이는 보통의 성인여자보다도 키가 늘씬하게 컸으며, 2차 성징이 끝나 유방의 발육도 성인여자 정도 수준으로 거의 완성이 된 상태였다. 그런데 이상하게도 같은 반 친구들 대부분은 초경을 시작하였는데, 이 여학생은 아직까지 초경이 시작되지 않았으며 어머니는 그 사실 조차 모르고 있었다. 교복을 입었을 뿐 신체적으로는 여성 호르몬의 분비가 왕성하여 성인여자에 가까운 아이가 생리가 없다는 사실에 필자는 산부인과 의사로서 의문점을 가지지 않을 수가 없었다.

문진(問診 : 의사가 환자에게 환자 자신과 가족의 병력 및 발병시기, 경과 따위를 묻는 일)이 끝나면 내과 의사가 청진기를 대고 소리를 듣고, 이비인후과 의사는 이경을 통해 귀를 들여다보듯, 산부인과 의사는 초음파 기구를 사용하여 골반 회음부 진찰을 한다. 결혼한 여성은 내진만으로도 어느 정도는 진찰이 가능하나 미혼여성에서는 내진을 할 수 없으므로 거의 초음파 검사에 의존한다. 골반초음파 검사는 기혼여성은 질을 통해서 시행하지만 미혼여성은 처녀막의 손상을 피하기 위하여 항문을 통하여 시행한다. 미혼여성의 경우 과거에는 복부를 통해 검사를 하기도 했으나 부정확하기 때문에 최근에는 대개 항문으로 검사한다.

하지만 의료진에게는 당연한 초음파 검사가 항문을 통한 검사라는 사실에 민감한 나이의 여학생과 그 어머니는 강한 거부감을 나타냈다. 결국 오랜 설득에도 불구하고 배를 통해 초음파 검사를 하는 것으로 합의가 이루어졌다. 그런데 초음파 검사를 통해 여학생의 배 안을 살펴보니 한 눈에 보기에도 오랫동안 배앓이를 해왔음을 알 수 있었다. 자궁은 피가 엉긴 덩어리들로 꽉 차서 부풀어 있었고, 질까지 내려와 팽창된 상태였다.

상황이 그러니 결국 여학생과 엄마를 설득하여 옷을 벗겨서 진찰을 할 수 있었는데, 누가 보기에도 이상한 막으로 싸인 덩어리가 질 입구를 막고 볼록하게 튀어 나와 있었다. 진찰을 통해 여학생은 처녀막 폐쇄증 진단을 받았다. 그리고 수술을 하게 됐는데 늘어나서 얇아질대로 얇아진 처녀막에 칼을 대자마자 3년 동안 배 안에 쌓여 있던 생리혈이 굳은 덩어리 상태로 쏟아져 내렸다. 만약 그 엄마가 딸과 같이 목욕을 하는 동안 한 번이라도 딸의 몸을 유심히 살펴보았다면 그렇게 오래 배앓이를 하지 않아도 되었을지 모른다. 어찌 보면 참으로 한심한 노릇이었다.

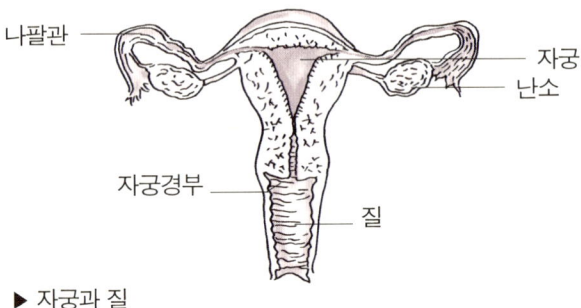

▶ 자궁과 질

　자궁과 질은 여자의 우주 중심에서 가장 멀리 떨어진 행성이다. 즉 내부의 중추 신경계, 내분비 기관에 아무런 문제가 없더라도 질의 이상으로 입구가 막혀 있거나 생리혈을 만들어 내는 자궁 자체가 이상이 있으면 무월경이 된다. 이 학생의 경우 여성 생식 내분비 기관들 중 가장 말초적인 기관들이 문제를 일으킨 것이라 생각하면 된다.

　미국에서는 여자 아이가 초경을 시작하고 2차 성징이 나타나는 나이가 되면 의무적으로 부인과 의사가 외부 성기나 신체 발육 상태를 검진하게 되고, 검진 후에는 진단서를 가져가야만 진급이 가능한 필수과목이 있다고 한다. 무월경의 원인 중, 질의 기형 같은 경우는 산부인과 의사가 보기만 해도 진단을 내릴 수 있는 경우도 종종 있는데, 괜한 수치심과 부끄러움 때문에 더 큰 병을 키워온 것이다. 만약 미국의 경우처럼 우리나라도 자신의 몸에 대한 정확한 교육을 받고 있었다면 그 여학생도 불필요한 고통을 겪지 않았을 것이다. 참으로 안타까운 일이 아닐 수 없다.

무월경은 또한 청소년기 아이들이 올바른 피임교육을 받지 못했기 때문에 생길 수도 있다. 충동적인 성관계로 인해 어린 나이에 임신을 하게 되면 그것이 무분별한 소파술로 이어져 자궁내막이 상처를 입게 되는 경우가 많다. 결국 자궁내막의 상처는 주기적으로 월경을 하지 못하게 되는 무월경 증상을 가져온다. 이렇게 자궁내막이 상처조직으로 대체 되면서 유착까지 생기는 경우를 자궁내막 유착 증후군이라 한다. 이런 경우 무월경은 성인이 되어 정작 아기를 원할 때, 태아가 착상하는데 어려움이 생겨 불임으로까지 이어지는 것이다. 또한 자궁내막이 없거나 월경을 할 정도로 혈액의 양이 충분하지 않은 경우에도 무월경이 될 수 있다. 매우 드문 경우지만 자궁, 나팔관이 발달하지 않는 기형질환인 뮬러관 무형성증도 무월경의 원인이 된다.

2) 두 번째 궤도 이탈행성, 난소의 문제

난소는 여성 호르몬을 만드는 공장이다. 그런데 이 공장이 고장나서 호르몬을 생산하지 않으면 호르몬의 영향을 받는 기관인 자궁이나 유방 등이 제대로 발육하지 못함은 물론 우리 몸의 곳곳에

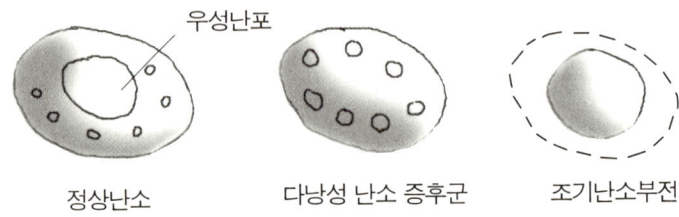

우성난포

정상난소   다낭성 난소 증후군   조기난소부전

정상난소는 생리주기당 우성난포 하나씩을 배란시키지만 다낭성 난소 증후군의 난소는 우성난포 없이 엇비슷한 크기의 난포만이 보이며, 조기난소부전의 경우 난소가 쪼그라들게 된다.

공장이 제대로 돌아가지 않고 있다는 신호를 계속 보내게 된다. 그러면 본부(중추 신경계)에서는 빨리 일하라는 명령을 계속 보내는데 이것이 호르몬 검사를 통해 나타나게 된다. 중년 이후 여성들에게 나타나는 폐경증상은 공장이 수명을 다하고 문을 닫은 것을 의미한다. 반면 젊은 여자들에게 나타나는 난소부전은 공장이 한참 일할 시기에 갑자기 파업을 해버린 경우로 이를 조기 난소부전이라 한다. 난소부전을 언급하다 보니 기억나는 환자가 한 사람 있다.

그 환자는 20대 직장인으로 한눈에 보기에도 키가 작고 왜소한 체격이었다. 16세 때 일년에 3, 4번 월경을 한 적이 있는데 그 이후 8년 동안 무월경 상태라고 하였다. 월경이 없을 뿐 아니라 유방의 발육도 거의 안 된 상태였다. 큰 키와 늘씬한 몸매, 볼륨 있는 가슴을 가지고 싶은 것이 이 시대 모든 젊은 여자들의 소망인 터에 그 환자가 자신의 외모에 열등감을 느끼는 것은 당연했다. 환자는 성인이 되고 한번도 공중목욕탕에 간 적이 없다며 끝내 눈물을 보였다. 여성 생식기 구조에 이상이 없어 보여 호르몬 검사를 시행한 결과 그 환자는 난소에서 여성 호르몬 생성이 거의 안 되고 있는 상태였다.

이런 경우 의사들은 염색체 검사를 필수적으로 하게 되는데 검사 결과 이 환자는 X염색체가 소실된, 터너 증후군으로 밝혀졌다. 대부분의 사람들이 염색체 이상이라 하면 장애인 시설에서 흔히 보는 다운 증후군이나 신체적 장애아들을 떠올리는데 터너 증후군의 경우는 신체 발육상태만이 늦는 편이고, 지능은 정상인 경우가 많아 주로 사춘기 이후에 발견 되는 일이 많다.

일차성 무월경의 30~40%를 차지하는 조기 난소부전은 아직도 구체적인 발병 원인이 밝혀지지 않은 상태다. 이론적으로는 난포 소실을 가속화 시키는 기전으로 발생할 가능성이 있으며, 구체적으로는 자가면역 질환이나 볼거리(침샘에 균이 들어가 붓는 병), 방사선 및 항암치료에 의한 난포 파괴에 의해서 발생되는 것으로 알려져 있다. 소아암이나 백혈병 등을 앓는 아이들이 초경이 시작되기 전 항암치료나 방사선치료를 받게 되면 난소의 세포들이 모두 파괴되어 사춘기가 되어도 월경을 하지 않게 되고 2차 성징도 나타나지 않는데 이것이 조기 난소부전의 대표적인 예이다.

최근 발표된 바에 의하면 항암치료나 방사선치료를 받는 이런 아이들을 위해 치료 전 환자의 난소조직이나 난자를 냉동해 놓았다가, 치료를 끝낸 후 그 냉동된 조직이나 난자를 이식하여 난소 세포들의 손상을 막는 연구가 진행 중이다. 기대가 크지만 아직 성공률이 불투명한 상태라는 점이 아쉽다. 또한 조기 난소부전은 염색체 이상이 동반될 가능성이 있는데 가장 흔하게 동반되는 염색체 이상이 바로 위에서 언급한 터너 증후군이다.

조기 난소부전 진단을 받게 되면 몸에서 만들어지지 않는 여성 호르몬을 외부에서 보충해 주어야 한다. 그 이유는 여성 호르몬인 에스트로겐이 결핍되면 폐경기 상태처럼 뼈의 힘이 약해지는 골다공증이 많이 생기기 때문이다. 터너 증후군의 경우 충분한 성장을 위하여 먼저 성장 호르몬을 투여 받게 된다. 이후 골다공증의 예방과 치료뿐 아니라 유방 발육 등의 2차 성징을 위해서 에스트로겐을 투여 받게 된다. 위 환자의 경우 만약 조금만 더 일찍 병원을 찾았더라면, 성장 호르몬 투여로 지금보다 키도 더 자랄 수 있었을 것이고 여성 호르몬 투여로 외모 또한 훨씬 여성스러워질 수 있었을 텐데, 하는 마음에 역시나 안타까운 심정을 금할 수 없었다.

앞에서 설명한 문제 이외에 조기 난소부전증인 여성들을 특히 딱하게 만드는 것은 이들 대부분이 불임이 된다는 것이다. 이들은 생명의 근원이 되는 난자들을 만드는 난소에 이상이 있기 때문에 임신은 거의 불가능하다. 하지만 정말 임신을 원한다면 제3자의 난자를 공여 받아 수정 후 배아상태로 환자의 자궁에 이식을 할 수는 있다. 불임 여성을 위한 난자 공여는 우리나라의 많은 불임 센터에서 종종 시행되고 있는 시술이다.

3) 세 번째 궤도 이탈 행성, 시상하부나 뇌하수체의 문제

태양계에서 모든 별들은 언제나 태양을 중심으로 줄지어 있다. 이렇듯 여성의 우주 안에서 태양의 역할을 하는 것은 시상하부나 뇌하수체라 불리는 중추 신경계이다. 이러한 시상하부 · 뇌하수체의 기능 조절은 이루 헤아릴 수 없이 많은 기관들에 의해 이루어지고 있다. 이차성 무월경의 대부분은 이런 시상하부 · 뇌하수체의 기능 이상으로 인해 생기는 질병이다.

뇌하수체 기능부전이란 병명은 그다지 자주 들어본 용어는 아닐 것이다. 하지만 주위를 둘러보면 생각보다 많은 여성들이 이 병의 위험에 노출되어 있다는 사실을 새삼 알 수 있다. 대학 진학에 대한 부담 때문에 규칙적인 생활은 커녕 매일같이 스트레스를 받는 여고생, 자기들이 좋아하는 연예인의 외모를 닮기 위해 무리한 다이어트를 하는 20대 젊은 여성들, 혹은 스포츠 스타를 꿈꾸며 밤낮으로 혹독한 훈련을 받는 10대 소녀들. 자신의 의지에 의해서건 외부 환경에 의한 것이든 이들이 받는 격심한 정신적·신체적 스트레스는 유려하게 분비되던 뇌하수체의 성선 자극 유리 호르몬을 멈추게 한다.

중앙 사령탑인 중추신경계의 감시가 소홀해지니까 공장에서는 그 틈을 타 생산물을 더 이상 만들어 내지 않게 되고, 여성 호르몬 분비가 원활하게 되지 않으니, 자궁내막도 증식하지 못하여 생리혈의 생성 역시 없어지게 된다. 실제로 작년의 일본의 한 의과대학의 연구발표에 의하면 애틀랜타와 시드니 올림픽에 출전했던 여자 운동선수들 중 40%가 넘는 선수들이 생리불순을 경험 했다고 한다.

하지만 심리적 스트레스에 의한 뇌하수체 기능 부전은 일시적인 경우가 많아, 대부분이 처음엔 생리를 정상적으로 하다가 6개월 이상의 무월경을 보이는 이른바 이차성 무월경의 원인이 된다. 치료는 스트레스의 원인 제거가 가장 중요하다. 이차성 무월경의 경우 환자가 병원을 찾아와도 대부분의 의사들은 별다른 처치 없이 지켜보게 되는데, 실제로 시간이 지나면 정상적인 기능이 회복 되어 다시 배란이 되고 월경을 시작하는 경우가 대부분이다. 하지만 무월경의 기간이 너무 길어질 경우 뇌하수체의 기능이 복귀될 때까지 골 소실 방지를 위해 여성 호르몬인 에스트로겐을 보충해 주어야 한다.

매우 드문 경우이기는 하지만 뇌하수체나 시상하부에 종양이 생겨 호르몬 생성을 방해하거나 호르몬 유출로를 차단하는 경우에도

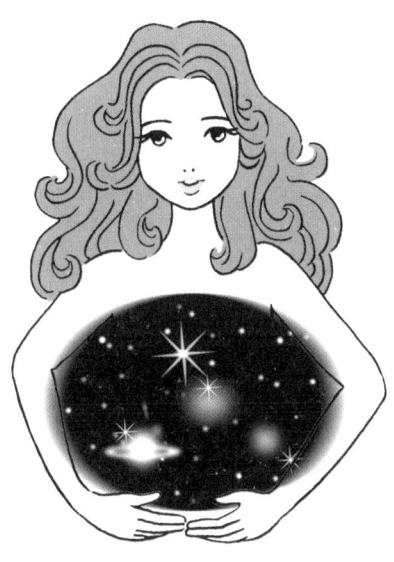

무월경이 생기게 된다. 이때 뇌하수체의 종양은 대부분이 젖을 나오게 하는 유즙분비 호르몬 종양이다. 가장 드문 경우는 유전자 이상으로 인한 가족력이 있는 질환으로 환자는 냄새를 맡지 못하고, 뇌하수체의 성선자극 유리 호르몬 분비 이상을 초래하여 무월경을 보이는 칼만 증후군 등도 있다.

지금까지 복잡한 무월경의 원인들을 살펴보았다. 너무 의학적인 표현들이 많아 이 글을 읽는 독자들은 지금 우주에서 잠시 길을 잃고 헤매는 느낌이 들지도 모르겠다. 하지만 다시 한 번 꼼꼼히 글을 읽어 본다면 자신이 여자 안의 우주 ─ 궤도를 이탈한 행성까지—로의 여행을 마쳤다는 것을 알 수 있을 것이다. 이제 여행을 주저 없이 산부인과 의사를 찾아가보라고 권할 수 있을 것이다.

몸에서는 문제가 생겼다고 신호를 보내는데도 그 구조 신호를 무시하고 지체하다 보면 우리 아이들의 우주는 영원히 정상적인 궤도를 이탈할 수밖에 없다는 사실을 명심해야 한다. 또 한 사람의 당당한 성인으로 자라 날 여자 아이들이 자기 안에 생명의 신비를 창조해 나갈 우주가 있음을 자각하고 강한 자부심을 가졌으면 하는 바람이다. 특히 이 책을 통해 자신의 몸에 이상이 있으면 그것을 숨기기보다 주변에 적극적으로 알려 본인 스스로 자신의 건강을 돌볼 줄 아는 지혜가 생기기를 소망해 본다.

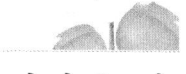

생리야 놀자

비정상 질 – 자궁출혈

얼마 전에 아이 그림책을 사주러 시내 서점에 갔다가 '생리야 놀자'란 제목의 만화책을 읽어 보게 되었다. 일본 만화가의 작품을 번역한 것으로 사춘기 여자아이들에게 필요한 성교육 내용들을 담고 있었다. 호기심에 몇 장 들추어 보니 초경을 시작한 아이가 화장실에서 큰일 났다며 울먹거릴 때 어디선가 생리 도우미 '슈퍼문'이 나와 아이의 궁금증을 모두 해결해 주며 성에 대해서도 하나씩 가르쳐 주는 내용이었다. 아이가 원하는 일은 뭐든 도와준다는 슈퍼문의 모습은 요새 아이들이 좋아하는 장난감 보드를 타고 손에는 무슨 일이든 해결해 줄 것 같은 요술 막대기를 들고 있었다. 발상 자체는 깜찍하고 독특했지만 한편으로는 아이들이 초경을 시작하고 질 출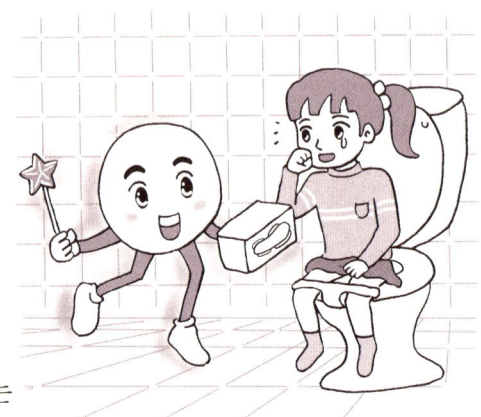
혈을 겪을 때 부모들
이 얼마나 당황했으
면 이런 도우미까지
등장 시켰을까 하는 생
각도 들었다.

　지금 이 글을 읽는 독자는
벌써 딸을 둔 어머니이거나, 앞으
로 딸의 어머니나 혹은 아버지가 될 수 있다. 성인여성이라면 이미
수년간 월경을 경험해 왔을 터이다. 그렇다면 정상적인 월경은 무
엇인가? 어떤 증상과 상태를 두고 정상과 비정상을 구분하여 판단
할까? 만약 우리 아이들이 이런 질문을 해온다면 내 자신은 과연
대답해 줄 수 있는가를 한 번 생각해 보자. 가끔 진료를 하면서 어
린 아이들 뿐 아니라 그 아이들의 어머니들조차 정상적인 월경이
무엇인지 모르고 있다는 사실에 답답함을 느낄 때가 있다.

　서양의 어머니들은 딸이 초경을 시작하면 꽃을 사주고 축하 파티
를 열어 준다. 그에 비해 남들에게 들킬 새라 몰래 뒷방으로 가 하
얀 광목천을 꺼내주던 우리나라 어머니들의 정서를 생각해 볼 때,
모녀가 마주 앉아 월경이나 질 출혈에 관한 질문들을 주고받기란
참으로 어색하고 난감한 일이 아닐 수 없다. 또한 어머니들 역시 이

문제에 대해 제대로 된 정보를 갖고 있지 못하기 때문에 아이들이 질문을 해도 정확한 대답을 들려 줄 수가 없다. 어디까지를 정상 출혈로 보아야 하고, 언제 산부인과 의사를 찾아가야 하는지 어머니들 자신도 모르기 때문이다. 우리나라 같은 현실에서는 아이들의 궁금증을 풀어 줄 생리 도우미 '슈퍼문'은 어디에도 없다.

정상적인 월경(생리)이란 21~35일 사이의 주기로 평균 $30ml$ 정도의 출혈이 나오는 것을 의미한다. 출혈 기간은 7일을 넘지 않아야 한다. 만약 양이 많아 생리 주기마다 $80ml$ 이상의 출혈이 계속되면 철 결핍성 빈혈이 생길 우려가 있다. 비정상 질·자궁 출혈은 다양한 양상으로 올 수 있는데 우선 생리 양의 많고 적음으로 구분할 수 있다. 예를 들면 주기는 정상이지만 한 주기 내에서 생리 양이 너무 많거나 기간이 길어지는 월경과다증과 그와 반대 경우인 월경과소증이 있다.

그리고 월경주기의 이상으로 나누어 볼 수도 있는데 빈발 월경은 21일보다 더 짧은 주기로 월경이 나타나는 경우이며, 이에 반해 희발 월경은 주기가 35일 이상이 되는 경우다. 그 외 월경주기는 일정하지만 그 사이 출혈 양상을 보이는 경우도 있다. 가끔 이런 문제에 대해 전혀 알지 못하는 여학생들이 수혈을 요하는 응급 상황이 되어서야 병원에 실려 오는 일이 있다.

필자가 응급실에서 본 어느 10대 소녀도 마찬가지 경우였다. 초경이 시작되고 월경기간이 20일이 넘었지만 부끄러운 마음에 그 사실을 부모들에게 알리지 못했던 소녀는 급기야 체육시간에 현기증을 느끼고 쓰러져 응급실로 실려 왔다. 응급혈액 검사에서 혈색소 수치가 정상수치인 11~14 보다 훨씬 낮은 5가 나와 심한 빈혈임이 확인되었다. 그런데 혈색소 수치뿐 아니라 백혈구, 혈소판 수치도 심하게 감소되어 있는 것을 이상하게 여긴 의료진이 입원을 권유하였다. 입원 후 시행한 골수 검사에서 소녀는 놀랍게도 재생 불량성 빈혈이라는 진단을 받게 되었다.

비정상 질·자궁 출혈은 이러한 재생 불량성 빈혈 외에도 백혈병, 혈우병, 면역성 혈소판 감소증 등의 원인이 될 수 있기 때문에 결코 쉽게 생각해서는 안 되는 증상이다. 하지만 10대 소녀들에게 나타나는 질 출혈은 그 원인의 대부분이(통계에 따라서 90%까지 보고되고 있는) 이러한 특별한 원인 질환이 없이 뇌하수체·시상하부·난소 축의 미성숙함에서 오는 무배란성 출혈이다. 무배란성 출혈이란 미성숙한 난포에서 여성 호르몬인 에스트로겐은 만들어지지만, 배란 후 황체에서 나오는 프로게스테론이 결핍된 상태로 비정상적으로 두꺼워진 자궁내막이 떨어져 나오면서 생기는 출혈이다.

독자들의 이해를 돕기 위해 집을 짓는 과정에 비유해 보겠다. 자궁내막에 에스트로겐만 작용한다면 이것은 시멘트 없이 벽돌만 쌓아 올려진 것과 흡사하다. 프로게스테론은 벽돌과 벽돌 사이를 견

고하게 지탱해주는 시멘트 역할을 하는 호르몬이다. 정상적인 월경은 에스트로겐이 생성이 안 돼 더 이상 벽돌을 쌓지 못하게 되고 동시에 프로게스테론 역시 떨어져 벽돌 사이의 안정성을 유지하지 못하게 된다. 그러면 자궁내막이 동시에 한꺼번에 탈락되면서 출혈이 나오게 되는데 이것이 곧 월경인 것이다.

정상적으로는 이러한 과정이 시상하부 · 뇌하수체 축의 작용으로 한 달에 한 번씩 반복되게 된다. 하지만 미성숙한 아이들은 배란 후 나오는 이 프로게스테론이라는 호르몬이 생성되지 않아 부실하게 벽돌만 쌓아 올리듯 자궁내막만 증식시켰다가 무게를 지탱하지 못하고 아무 때나 우르르 무너져 내리게 되는데 이것이 무배란성 질 · 자궁 출혈이다. 실제로는 초경을 시작한 어린 소녀들 중 82%가 넘는 아이들이 처음 한 두 해째 동안에는 무배란성 출혈을 경험할 수 있다. 문제는 생리를 한 지 4~5년이 넘도록 이런 출혈 경향을 보인다면 다른 원인을 생각해 봐야 한다는 점이다. 산부인과에서 무배란성 상태라는 진단을 받게 되면 결핍된 프로게스테론을 주기적으로 보충하는 치료를 받게 된다.

그 밖에 질 출혈의 원인들로는 질염이나 외상을 생각해 볼 수 있다. 질염에 의한 출혈은 위에서 언급한 원인들과 달리 양이 많지 않은 경우가 대부분이며 적절한 항생제 치료를 하면 출혈을 멈출 수 있다. 어린 아이들이 외상에 의해 피가 나는 경우에는 아이들과 심리적 유대감이 형성된 보호자, 특히 어머니가 성폭행 가능성을 염두에 두고 아이에게 당시의 상황을 자세히 물어보아야 한다. 외상이 원인인 경우 부위에 따라 상처 부위를 봉합하는 외과적 시술을 해야 하는 경우도 있기 때문이다.

드물게 성인 여성들의 대표적인 월경과다의 원인인 자궁근종이나 폴립도 미성년기 아이들에게 찾아 올 수도 있다. 하지만 이런 경우 초음파나 다른 영상 진단을 통하여 진단을 할 뿐 성경험이 없는 미성년들은 처녀막 손상을 받을 우려가 있기 때문에 증세가 심하지 않으면 제한적 치료만을 하게 된다.

또한 결핵, 만성 신장병 등의 만성적인 내과질환, 그리고 영양상태의 불균형, 예컨대 비만이나 거식증(음식을 거부하는 병)도 비정상 출혈의 원인이 될 수 있다. 내과질환이 원인인 경우 치료방법으로는 질병의 원인 교정이 우선되어야 하는 것은 두 말할 나위가 없다.

마냥 어린 아이인 줄만 알았던 딸이 생리를 시작하게 되면 부모 입장에서 대견하기도 하지만 못내 서운하고 낯선 감정이 드는 것이 사실이다. 하지만 그런 현상이 모두 딸이 성인 여성으로 자라고 있다는 건강한 징표이므로 어머니는

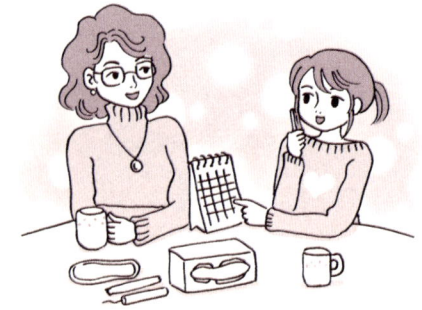

누구보다 딸에게 다정한 생리 도우미 역할을 해주어야 한다. 쑥스러운 마음에 모르는 척 외면하기보다는 초경을 시작한 딸에게 작은 달력을 선물로 주고 생리 주기와 날짜를 계속 체크하도록 배려해 보자. 가끔 어머니가 자연스럽게 아이의 생리상태를 물어보는 방법도 제안하고 싶다. 만약 아이가 석 달 이상 월경이 없었다는 사실을 알게 되면 그런 증상이 급격한 출혈을 유발할 수도 있다는 것을 잊지 말고 아이와 함께 산부인과 전문의를 꼭 만나볼 것을 당부하고 싶다. 어머니의 그런 세심한 배려를 통해 아이는 아마도 기꺼이 '생리야 놀자' 라고 반가워 할지 모를 일이다.

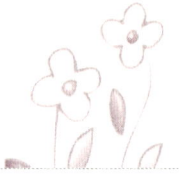

진주목걸이 난소를 가진 소녀들

– 다낭성 난소 증후군

18세 여고생이 수줍은 기색으로 진찰실 문을 열고 들어섰다. 한 눈에 보기에도 소녀는 그다지 예쁜 외모는 아니었다. 체격도 뚱뚱한 편이고 얼굴 곳곳에 여드름도 울긋불긋 나있었다. 게다가 팔과 다리에는 여자 아이치고 털이 무척 많았다.

이 정도만 봐도 필자는 이 아이가 왜 병원을 찾아 왔는지 대충 짐작할 수 있다. 대개 이런 아이들은 생리불순을 이유로 병원을 찾게 된다. 역시나 그 여학생은 불규칙한 생리 때문에 고민하고 있었다. 출혈 양이 불규칙하여 어떤 때는 양이 지나치게 적고 또 어떤 때는 출혈 양이 지나치게 많은데 그것이 장기간 지속될 때도 있다는 것이었다. 또 생리기간의 간격 역시 길어 수개월 만에 하거나 생리주기를 계산하기 어려울 정도로 이따금 소량의 출혈이 비쳤던 적도 있다고 했다.

앞에서도 언급했지만 정상적인 생리는 한 달에 한 번 마법처럼 찾아온다. 하지만 이런 마법에 걸리기 위해서 필수적인 과정이 있으니 그것이 바로 정상적인 배란이다. 이해를 돕기 위해 좀 더 쉬운 예를 들어 설명하자면, 배란이란 정상 여성 생식기관인 난소에서 한 달에 한 번 키워둔 씨, 즉 난자를 배출하는 것을 말한다. 사례의 여학생은 정상적인 배란의 실패로 인한 무배란성 월경 이상과 다모증이었다. 그리고 초음파 검사를 통해 난소에 여러 개의 작은 물혹이 생겨 마치 진주목걸이 모양의 난소가 관찰되어 다낭성 난소 증후군이라는 진단이 내려졌다.

이 질환의 정확한 발병원인은 아직 밝혀지지 않았다. 다만 유전적 소인과 인슐린 저항성에 의한 호르몬 분비의 이상, 비만 등의 요인이 질병의 원인으로 추정될 뿐이다. 임상양상을 볼 때 이런 환자의 50% 이상은 월경이 아예 없거나 가끔 한 번씩 하는 월경이상 증상을 동반한다.

또 난자라는 씨가 생기지 않으니 당연히 성인이 되어도 임신을 할 수 없으며 70% 이상은 남성 호르몬의 과다분비로 보통의 여성들보다 털이 많은 다모증에 걸리기 쉽다. 또 여드름, 지루성 피부염 등이 동반되기도 한다. 특히 앞서 지적한 바와 같이 비만은 다낭성 난소 증후군의 주요 원인으로 작용할 수 있다. 그렇기 때문에

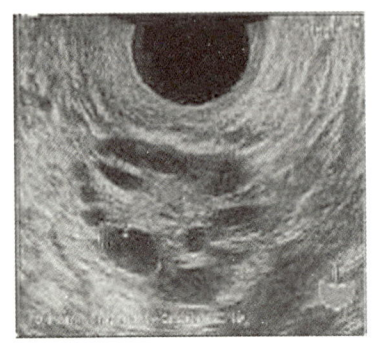

▶ 다낭성 난소 증후군의 초음파 소견

일반 여성에 비해 쉽게 뚱뚱해지는 경향이 있어 보편적으로 비만이라는 임상증상이 나타나기도 한다.

이런 여성들은 다낭성 난소 증후군 증상을 단순한 생리불순이나 선천적인 유전요인으로 치부해서 장기간 방치해 두기 때문에 병이 커진다는 점이다. 다낭성 난소 증후군은 만성적 무배란으로 인해 초래되는 불임증 이외에도 지속적인 에스트로겐 자극에 의해 자궁내막암이나 유방암에 걸릴 확률도 높다. 그뿐 아니라 남성 호르몬의 증가로 인한 동맥경화증이나 심혈관 질환, 인슐린 저항성의 증가로 인한 당뇨병 등의 다양한 합병증을 초래할 수 있는 위험한 질환이다. 따라서 다낭성 난소 증후군 역시 조기발견과 치료가 중요하다.

연령과 상관없이 증상이 발견되면 즉시 산부인과를 찾아 정확한 진단과 치료를 받아야만 한다. 이때는 혈액 내 호르몬 검사와 초음파 검사가 함께 시행된다. 혈액 내 호르몬 검사결과 특별한 이유 없이 남성 호르몬이 과다하게 분비되고 성선자극 호르몬이 불균형적으로 분비될 경우와 초음파 소견 상 다수의 작은 낭포로 둘러싸인 살찐 난소가 마치 진주목걸이 모양으로 보일 경우 다낭성 난소 증후군이라는 진단이 내려진다.

다낭성 난소 증후군의 치료방법은 환자가 비만일 경우 체중감량을 우선적으로 해야 함은 아무리 강조해도 지나치지 않다. 실제 이러한 체중감량만으로도 자연적으로 배란이 재개 되면서 정상화 된 보고가 다수 있다. 그 외 만성적으로 배란이 안 될 경우 생리불순 증상을 개선하기 위해서는 호르몬 요법을 이용한다. 호르몬 치료는 생리 주기 동안 프로게스테론 제제를 사용하는 방법과 지속적인 피임약을 복용하는 방법이 있다.

필자의 경험에 비추어 피임약을 처방하였을 때 아이와 어머니의 얼굴이 동시에 일그러지며 "피임약을 먹으라고요?" 하고 되묻는 일이 다반사였다. 피임약이란 여성 호르몬인 에스트로겐과 프로게스테론이 적절히 혼합되어 있는 호르몬 제재일 뿐이다. 이러한 성분들이 배란을 억제하여 임신을 막아 주면 피임약이 되지만, 호르몬 불균형 증상을 완화 시켜 주는 치료제로서도 쓰일 수 있다. 또한 피임약의 성분에 따라 남성 호르몬을 저하시켜 여드름이나 털이 많이 나는 다모증의 증상 완화에도 효과적이다.

아이들은 피임약을 비롯하여 호르몬 제재를 복용한 적이 없는 경우가 대부분이기 때문에 예민한 아이들의 경우 헛구역질, 메스꺼움, 소화불량, 경미한 구토 등을 호소 할 수 있으나 대부분 일시적인 증상이다. 만약 증상이 계속 될 시에는 용량이 낮은 많은 종류의 호르몬인 증상제제들이 있으므로 대체가 가능하다.

이런 증상을 가진 아이들과 부모들이 가장 걱정하는 것은 나중에 결혼을 하고 아기를 가지는데 문제가 없는지 하는 것이다. 실제로 과거에는 이런 아이들의 경우 임신이 매우 어려웠으나 근래에는 배란 유도제를 투여하여 임신의 가능성을 높일 수 있으므로 병원을 일찍 찾아가 치료를 잘 받는 것이 중요하다.

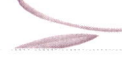

우량아? Oh No No!
우릴 제발 날씬하게 해 주세요!

– 비만

솔직히 '효리'라는건 오바구 음..ㅎㅎ

살쪘을 땐 살에 눈이랑 코가 파묻혀서..크극

근데 살 빠지니까 코도 오똑하구,

눈도 '효리 눈' 닮았더라구요~

저는 고3때부터 살이 쪄서,

삼수 하는 동안 스트레스도 많이 받구,

공부해야 하니까 먹어야 한다는 생각에..

탄수화물이 머리 돌아가는 데 필요하대요..-_-;;

그래서 엄청 많이 먹었거든요..

제가 키가 167인데 88kg까지 나갔었더랬지윰.. ㅜ ㅜ

삼수해서 대학들어가구,

미팅도 하구 소개팅도 하구 그러고 싶었는데,

살이 너무 많이 쪄서 시켜준다는 사람두 없구.

오히려 대인기피증만 생기더라구요...

학교생활도 엉망이구,

제 평판두 별루 안좋구 그랬어요.

그래서 다이어트 해서 살만 빼면,

다 잘 될 것 같더라구요..

이런 생각은 극단적이긴 하지만,

다이어트 하기 전에는 진짜루 살만 빠지면,

인생이 달라질 것 같더라구요..

살을 뺀 지금, 그 생각이 맞았던 것 같기도 하구요..;

그 후 저의 눈물겨운 살과의 전쟁이 시작되었습니다.

먹고픈 거 꾹꾹 참고 매일 아침 체중계와 살포시 접촉하며,,,,

조금씩 살이 빠지면서 저는 이 전쟁에서 승리할 수 있었답니다.

조금씩 살이 빠지다 보니 지금은 40kg대 몸무게가 부럽네요..ㅎㅎ

개구리 올챙이 적 시절 모른다더니..-_-;

요즘엔 맨날 쇼핑하러 다녀요..ㅎㅎㅎ

안 살껀데 두 이쁜옷 다 입어보구,,,,;;;;

옛날엔 옷 사러 가두 직원들이 좀 무시하는 경향이 있었는데요..

요즘엔 굉장히 친절하더라구요..-_-

확실히 여자는 날씬하구 이쁘고 봐야해여..

싫지만 인정해야 할 현실이네욤..

여러분들도 다이어트 확실히 하셔서~

모두들 당당하자구요!!!! ·-·

대부분의 여성들은 가수 이효리 같이 날씬하고 섹시한 몸매를 갖기를 소망한다. 최근 신세대 사이에서는 머리 좋고 똑똑한 사람보다 키 크고, 잘생기고, 날씬한 사람들이 더 인기가 있다고 하니 그야말로 대한민국은 얼짱, 몸짱들만 대접 받는 사회가 되고 말았다. 특히 나이가 어릴수록 날씬한 몸에 대한 동경심은 한층 커진다. 오죽하면 날씬한 몸을 '착한 몸'이라고 까지 표현할까. 이렇듯 세상이 날씬한 사람들만을 원하니 어린 소녀에서부터 성인여성까지 일 년 내내 다이어트 전쟁을 벌인다. 이해하기 어려운 사실은 이렇게 열렬한 다이어트 열풍에도 불구하고 매년 비만인구는 기하급수적으로 늘고 있다는 사실이다.

비만이란 우리 몸에 비정상적인 지방이 과다하게 축적된 상태를 말한다. 때문에 비만은 표준체중보다 몸무게가 많이 나가는 과다체중과 근본적으로 다르다. 날씬함이 최고의 미덕인 시대에 비만인구가 자꾸 늘어나는 가장 큰 원인 중 하나로 우선 유전적 요인을 들 수 있다.

우리 몸에는 뇌에서 분비되는 '렙틴'이라는 전달물질이 있다. 이 물질은 정상적인 체중을 유지하기 위한 조절인자 역할을 하는데, 즉 우리가 먹는 음식의 양과 에너지 소비량 사이의 균형을 조절하는 것이다. 그러나 이런 조절과정에서 렙틴을 형성하는 유전자나 단백질을 형성하는 유전자에 변형이 일어날 때 문제가 발생하게 된다. 다시 말해 본인의 의지와는 상관없이 비만해 지게 되는 것이다.

비만은 유전적 요인 외에도 우리 몸의 생체반응에 관여하는 신경전달물질에 이상이 생겼을 경우에도 나타난다. 문명이 발달하면서 사람들은 점점 더 편리함을 추구하게 된다. 하지만 이런 편리함이 오히려 우리 몸에 '비만'이라는 치명적 고통을 가져오는 것이다. 자동차 산업이 발달하면 걷거나 뛰는 시간이 줄어들게 되고 가전기술이 진보하면 여성들의 가사노동 시간이 줄어든다. 또 다양하고 풍성해진 식생활문화는 사람들을 점점 살찌게 만드는 원인들이 되는 셈이다.

비만을 진단하는 기준은 체질량 지수라는 단위를 사용한다. 이것은 본인의 체중을 체표면적으로 나눈 값으로 우리나라와 같은 동양인들은 체질량 지수 26이 넘으면 비만이라는 진단을 내리게 된다. 또 체질량 지수 23~25.9까지는 과체중으로 분류한다.

비만의 종류는 지방조직의 분포양상에 따라 구분된다. 지방의 분포가 주로 복부에 몰려 있으면 복부형 비만, 엉덩이 대퇴부 사지에 지방이 축적되면 하체형 비만으로 구분되는데 하체형 비만은 주로 여성들에게 많이 나타난다. 또한 허리둘레를 측정했을 때 남자는 90cm(36인치 이상), 여자는 80cm(32인치)가 넘으면 복부형 비만이라고 하는데 복부형 비만은 다른 질병들보다 합병증 발병률이 훨씬 더 높다.

과다한 비만이 가져오는 합병증에는 여러 가지가 있는데 고혈압, 심혈관 질환 및 뇌혈관 질환 등의 발생 빈도가 높아지고 수면성 무호흡증 증가 및 고지혈증, 인슐린 저항성 당뇨, 지방간이 동반되는 경우도 있다. 여성의 경우 앞 장에서 언급한 바 있는 다낭성 난소증후군의 발병으로 인한 생리불순, 유방암, 자궁내막암의 발병률이 높아진다.

비만한 사람들은 대인관계가 원만하지 못한 경우도 많다. 환자가 자신의 외모에 불만이 많다 보니 심리적으로 위축되어 타인과의 유대관계를 기피하게 되는 것이다. 그래서 비만 환자 중에는 고립감과 소외감으로 인한 우울증을 호소하는 경우가 있다. 이렇듯 비만은 정신적 스트레스 뿐 아니라 다양한 합병증까지 유발해 삶의 질을 저하시킨다. 또 사회적으로는 질병의 증가로 인한 사회비용 상승을 가져온다.

어린 아이들이라고 비만의 위험으로부터 안전한 것은 아니다. 최근 발표되는 여러 보고서에 따르면 소아비만은 곧 성인비만으로 이어지는 심각한 문제라는 사실이 증명되고 있다. 이를 감안할 때 부모는 아이가 살이 찌는 현상을 무심히 넘겨서는 안 된다. 자녀가 질병에 대한 고통 없이 건강하고 밝은 미래를 살기 원한다면 어린 시절부터 식단에 각별히 신경을 쓰고 규칙적인 생활을 하도록 유도해 주어야 한다.

비만치료를 위해서는 일차적으로 식이요법과 운동, 생활습관을 바꾸는 것이 가장 중요하다. 요즘처럼 패스트푸드 음식과 고지방성 음식이 난무하는 시대에 먹고 싶은 음식을 외면하기란 쉬운 일은 아니다. 또 주변에 온통 편리한 생활 수단들 뿐인데 굳이 힘든 일을 자청해서 하기도 어렵다. 하지만 나태한 생활습관을 바꾸지 않는 한, 단 100g의 감량조차 기대할 수 없다.

정상체중보다 몸무게가 많이 나가는 사람들의 공통된 고민 중 하나는 음식을 많이 먹지 않고 운동도 충분히 하는데도 불구하고 살이 잘 빠지지 않는다는 것이다. 이런 사람들은 그 원인을 체질 탓으로 돌린다. 즉 자신은 물만 먹어도 살이 찌는 사람이라는 것이다. 이 경우처럼 적절한 식이요법과 운동만으로 체중조절이 안될 때는 약물요법을 병행할 수 있다.

비만치료에 가장 많이 사용 되는 대표적인 약은 리덕틸과 제니칼인데 제니칼은 장 내 지방흡수를 30% 정도 감소시켜 체지방의 증가를 막아준다. 하지만 모든 약은 항상 부작용의 우려를 안고 있어서 제니칼은 지방변, 복통, 설사 등의 소화기 계통 이상 증상들이 나타나기도 한다. 리덕틸은 포만감을 증대하여 식욕을 억제하는 기능을 가지고 있다. 그러나 이 약 역시 구강 건조증이나 변비 등의 부작용이 나타날 수 있는데 특히 두통 등의 증상이 동반되기도 한다.

비만치료를 원하는 사람들이 잊지 말아야 할 것은 이런 약물들이 살을 빼주는 기적의 신약은 아니라는 점이다. 체중을 줄이기 위해서는 반드시 식이요법과 운동이 선행되어야 하며 약물은 단지 보조적 요법으로 사용되어야 한다.

혹시 주변에서 다이어트에 성공한 사람들을 본 적이 있거나 본인 스스로 그런 경험이 있는지? 그렇다면 살을 빼는 것이 얼마나 즐거운 일인지 자신 있게 말할 수 있을 것이다. 몸이 날아갈 듯 가뿐해지는 것은 물론 자신감에서 우러난 환한 표정은 성형수술로 얻은 인위적인 아름다움과는 비교조차 할 수 없다. 특히 그림의 떡이다 생각하고 늘 부러운 눈길로 쳐다보기만 하던 예쁜 옷들을 마음껏 입고 거리를 활보할 때의 그 심정은 한마디로 유쾌, 상쾌, 통쾌함의 절정이 아닐까.

나의 조상은 오랑우탄?
아직 덜 진화된 나의 털, 털, 털

- 다모증

아침 일찍 학원에 가기 위해 지하철에 올라탔지. 그런데 순간 너무나도 예쁜~걸이 내 옆을 스치는 것이 아니겠어. 얼굴도 짱 귀여웠지만 세련된 정장 슈트를 차려 입은 그녀의 몸매는 정말 끝내 주더군. 얼른 그녀를 쫓아 맞은편 의자에 앉아 슬쩍 그녀를 훔쳐보게 되었지.

'음, 보면 볼수록 딱 내 스타일이네. 말 한번 걸어볼까?' 이런 고민을 하며 다시 그녀 쪽으로 고개를 돌린 순간 난 그만 경악하고 말았어. 너무 놀라서 아래턱이 지하철 바닥까지 떨어지는 줄 알았지 뭐야. 왜냐고?

치마 아래 얌전하게 드러난 그녀의 다리 위로 거뭇거뭇 튀어 나온 것은 바로 시커먼 털! 털이더라고. 그런데 그 털이 어찌나 힘 좋고 뻣뻣한지 스타킹을 뚫고 밖으로 온통 솟구쳐 나온 것이야.

'이 무슨 황당, 더블 황당한 시츄에이션!!' 난 내 눈을 의심하며 자꾸 그 털 쪽으로 시선이 가는 걸 참았어. 그리고 그녀에게 눈빛으로 텔레파시를 보내기 위해 노력했지. 하지만 그녀는 그런 나를 마치 치한 대하듯 매섭게 쩌려보고는 자리를 옮겨 버렸어. '이럴수가..이반 털보 아가씨! 정말 자리를 옮기고 싶은 건 바로 나였다고!!'

우리 몸에 나는 털은 대부분 중요한 기능들을 갖고 있다. 다시 말해 쓸데없이 나는 털은 없다는 이야기다. 하지만 많은 여성들은 '털이 차라리 없었으면' 하고 바라는 경우가 많다. 특히 다모증을 앓는 여학생들이 털 때문에 받는 정신적 스트레스가 이만저만이 아니다. 다모증이라는 것은 털이 과다하게 많은 것을 말한다. 다모증의 기준은 개인에 따라 혹은 특정 지역이나 인종, 성별에 따라 차이가 있을 수 있다. 이를테면 동양인보다 서양인들이 털이 훨씬 많고 모낭도 발달해 있다. 또 같은 또래라도 여자 아이들보다는 남자 아이들이 털이 많고 두께도 굵다.

개개인의 특성에 따라 같은 성별에서도 정강이, 팔, 다리는 물론 사춘기의 2차 성징이 나타나면서 정상적으로 발달하는 겨드랑이나 성기 부위의 털이 거의 없는 아이들이 있다. 반대로 그런 부위의 털이 너무 많아 이를 부끄럽게 여기고 창피해 하는 아이들도 있다. 특히 여자 아이들의 경우 남들에 비해 지나치게 털이 많은 경우 수치심과 부끄러운 마음에 어떻게 해서든 이를 숨기려 하며 오히려 털이 적은 아이들을 부러워 한다.

　털이 과다하게 많이 나는 이유는 유전적 성향이 가장 큰 영향을 미치는 것으로 알려져 있지만 반드시 그것만이 원인이라고 단정 지을 수는 없다. 털이 나는 것은 안드로겐이라는 남성 호르몬 분비에 영향을 받기 때문인데 이 안드로겐 남성 호르몬은 부신이라는 장기와 여성 생식 기관인 난소에 의해 생성되어진다. 그런데 부신과 난소에서 안드로겐이 과다하게 생성되어 혈중 남성 호르몬 농도가 증가하면 다모증이 발생하게 되는 것이다. 이 밖에 남성화 증상도 뚜렷하게 나타나게 된다. 다양한 생리불순 증상을 동반하는 다낭성 난소 증후군이 있는 아이에게도 흔히 다모증이 관찰되기도 한다.

　따라서 여자 아이들이 지나치게 털이 많이 나는 경우는 체질적인 문제라고 대수롭지 않게 넘길 것이 아니라 반드시 전문가와 상담하고 이런 특별한 원인 질환들의 가능성에 대해 정밀 검사를 받아보는 것이 좋다. 또 아이들 스스로도 털이 많다는 사실을 무조건 감추거나 숨기려고만 들지 말고 우선 원인 질환 어부를 진단 받은 다음

구체적인 치료계획을 세워야 한다. 만일 아이에게 병을 유발할 만한 특별한 원인 질환이 전혀 없고 단순히 체질적인 이유로 털이 많다면 치료법은 환자가 가장 원하는 방식에 따라 결정짓도록 하는 것이 좋다.

　털 제거를 위한 제모제나 제모술은 기존의 털을 빠른 시간 안에 신속하게 제거 할 수 있는 이점이 있다. 하지만 새로운 털의 성장 및 발생을 예방하는 등의 근본적인 문제의 치료법은 될 수 없다는 단점도 있다. 환자가 근원적인 치료법을 원한다면 경구용 피임제를 쓰거나 항고혈압제로 사용하고 있는 스파이로노락톤 등의 약물을 이용한 약물요법을 사용할 수 있다.

　경구용 피임제는 내인성 호르몬을 억제하여 난소에서 분비되는 남성 호르몬 생성을 방해하는 역할을 한다. 유의할 점은 이러한 경구용 피임제를 사용했을 경우 적어도 6개월의 시간이 경과해야 눈에 띌 만한 효과가 나타난다는 점이다. 스파이로노락톤은 남성 호르몬 활성화에 필요한 효소를 억제함으로써 모낭에서 남성 호르몬이 생성되는 것을 차단한다. 스파이로노락톤은 하루 100~200mg을 사용하며 특별히 부작용도 없는 것으로 알려져 있다. 특히 경구용 피임제와 함께 사용하면 더욱 큰 효과를 얻을 수 있다. 앞에서 잠깐 언급했듯이 약물치료를 선택했을 경우 효과가 나타나기까지 6개월 이상의 장기적인 시간이 필요하다. 때문에 좀 더 빠른 시간 안에 털을 제거하고 싶은 사람은 다양한 방법의 제모술을 시도해 보는 편이 훨씬 효과적일 것이다.

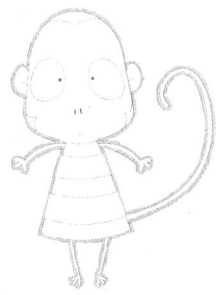

내가 아닌 나 !!!

– 월경전 증후군

TV나 신문을 보면 가끔 사회적 지위나 경제적 여유가 있는 젊은 여성이 공공장소에서 물건을 훔치다 적발되는 사건들이 있다. 그런데 대부분의 피의자들은 조사과정에서 "도대체 내가 왜 이런 짓을 저질렀는지 이유를 모르겠다."고 대답하는 경우가 많다. 또 생리기간만 되면 백화점이나 할인점 등에서 물건을 훔치는 습관이 있던 한 여성은 언젠가부터 시작된 도벽으로 온 방 안을 가득 채우고도 남을 만큼 많은 양의 물건을 훔친 사실이 공개돼 화제가 된 적도 있었다.

남의 물건을 훔치는 일은 분명한 범죄행위다. 하지만 이 경우는 보편적인 법의 잣대만으로 피의자를 벌하기가 매우 어렵다. 일반인들의 입장에서는 쉽게 수긍할 수 없을 지도 모른다. 하지만 산부인

98

과 의사로서 필자는 이런 여성들의 행동이 계획적인 범죄가 아니라는 것을 알 수 있다. 정상적인 생리를 하는 세상의 모든 여성들은 월경기간 전후로 특징적인 증상이 나타나는데 이 여성들에게는 그 증상이 다소 심하게 나타났을 뿐이다.

월경전 증후군이란 월경주기가 시작되기 전후로 정신적, 신체적, 행동적 증상이 복합적으로 나타나는 현상이다. 주로 배란 이후에 나타나 월경 시작과 더불어 소실되는데 늦어도 월경 2일 이내에 사라지는 것이 특징이다. 서구 사회에서는 월경 증후군으로 인해 문제를 일으키는 여성의 수치가 전체 여성 중 10~15%로 다소 높은 편이지만 우리나라는 외국에 비하면 발생빈도가 그다지 높지 않다.

가장 흔한 증상으로는 복부 팽만감, 복통, 두통 등이다. 또 정서적 불안감이 커져 쉽게 화를 내거나 우울증이 나타나기도 한다. 또 어떤 여성들은 월경 전후로 평소에 비해 식욕이 왕성해져 고민하는 경우도 있다. 하지만 이 정도는 월경을 하는 여성이라면 누구나 겪는 일이다. 월경전 증후군의 심각성은 이 정도 증세를 넘어서 월경기간을 전후로 도벽증이 발생하거나 우울증의 심화로 자살을 시도하는 경우다. 역학 조사에 의하면 월경전 증후군은 연령대가 높아질수록 발생빈도도 높은 것으로 나타났다. 또 과거에 임신중독증이나 산후 우울증을 앓은 경험이 있는 여성들에게 더 많이 일어나는 것으로 조사 되었다.

월경전 증후군이 일어나는 원인은 프로게스테론이나 비타민 B_6 결핍설, 체내 호르몬에 대한 알레르기설, 프로락틴이라는 유즙분비 호르몬의 과다설, 수분 및 염류조절 호르몬의 이상설, 뇌에서 분비되는 신경 물질 베타 엔돌핀 결핍설 등 다양한 원인 가설이 거론되고 있기는 하지만 아직 정확한 원인은 밝혀진 것이 없다. 증상개선을 위한 특별한 약물치료법도 없기 때문에 본인 스스로가 적절한 교육과 식이요법, 그리고 규칙적인 운동을 통해 도벽에 대한 강박증에서 벗어나도록 노력해야 한다. 이런 증상을 가진 여성들에게는 산부인과에서 각각의 증상에 맞는 맞춤치료를 시행하고 있다.

아랫배가 아파요

— 하복통

어린 아이의 티가 채 가시지 않은 16세 소녀가 극심한 복통을 호소하며 병원을 방문하였다. 겉으로 보기에도 소녀의 얼굴은 매우 창백하고 힘이 없어 보였다. 소녀의 부모들은 그런 소녀를 매우 걱정스런 눈빛으로 바라보며 "배가 아프다고 해서 집에서 소화제를 먹였는데도 복통이 가라앉지를 않네요!"라며 걱정스런 기색을 감추지 못했다.

검사결과 소녀는 임신 중인 상태였다. 그런데 그것이 정상적인 자궁 임신이 아니라 나팔관 임신이었고 나팔관 파열에 의해 뱃속에 피가 고이는 혈복강이 일어나 심한 복통을 일으킨 것이었다. 긴급한 상황이라 서둘러 응급수술을 받았지만 딸이 임신하고 있었다는 소식에 놀란 소녀의 어머니는 충격과 배신감을 느낀 듯 한동안

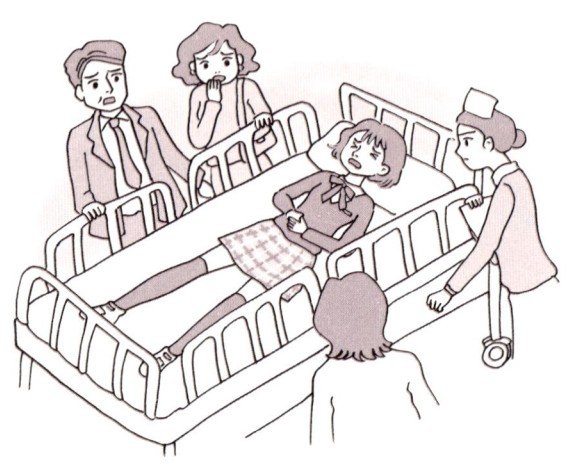

병원 바닥에 주저앉아 일어 날 줄을 몰랐다. 소녀의 어머니처럼 우리는 주위 사람이 배가 아프다고 하면 흔히 소화제를 먹으라고 하거나 화장실에 가보라는 식으로 위장 계통의 문제만을 생각하는 경향이 있다. 하지만 실제 복통의 원인에는 내과적인 문제 이외에 여러 가지 이유가 있을 수 있다.

우리 주변에는 입버릇처럼 항상 '배가 아프다'고 말하는 사람들이 있다. 또 배가 아파서 병원에 찾아온 사람들 중에는 자신의 증상에 맞는 진찰을 받으려면 내과를 가야 할지 산부인과를 가야 할지 전혀 모르는 경우도 많다. 아예 복통을 질병의 범주에 넣어 주지 않는 사람들도 있다. 이런 사람들은 배가 아프면 집에서 손을 따거나 따뜻한 물수건을 배에 얹어 놓고 있는 등 철저히 민간요법에 의지한다. 또 한방을 신뢰하는 사람의 경우는 한의원을 찾아가 복통의 원인이 배가 차서 기혈의 순환이 잘못됐다는 식의 어려운 설명을 들은 후 침을 맞거나 한약재를 지어 먹기도 한다.

하지만 복통은 질환에 따라 통증의 정도나 통증이 일어나는 위치에 차이를 보인다. 때문에 배가 아픈 사람에게는 통증이 지속적인지 일시적인지, 또 증상이 배 전체에서 느껴지는지 특정 부위에만 국한되어 오는 지 등등…, 증상의 양상에 대해 자세히 물어볼 필요가 있다. 실제로 이런 식의 주의 깊은 질문과 대답만으로도 대개 특별한 검사 없이도 질환의 원인을 진단하는 것이 가능하다.

복통을 호소하는 여성 환자가 있다면 가장 먼저 생각해야 할 것이 복통의 원인이 위장관계 질환 때문인지 아니면 산부인과적 질환 때문에 유발된 것인지를 구분하는 것이 중요하다. 위장관계 통증인 경우에는 대개 이동성, 율동성 통증인 경우가 많다. 통증이 복부 전반부에 걸쳐 느껴지며 대개 불규칙한 식사습관과 연관성이 있다. 하지만 산부인과적 질환에 의한 통증인 경우 통증이 느껴지는 부위는 대개 하복부에 제한된다. 통증은 지속적인 리듬으로 오며 식습관과의 연관성은 거의 없는 편이다.

산부인과적 질환에 의해 통증이 나타나는 경우 그 원인으로는 급성 통증과 만성 통증으로 나누어 생각해 볼 수 있다. 각각의 원인에 대해 지금부터 예를 들어 알아보기로 하자.

1) 집이 아닌 곳에 자리 잡은 생명의 씨(자궁외 임신)

앞에서 밝힌 16세 여고생의 경우처럼 정상적인 자궁내 임신이 되지 않고 자궁 밖에 아기가 생기는 것을 자궁외 임신이라고 한다. 이런 경우 시간이 경과하면서 임신이 된 부위가 파열되고 이로 인해 출혈이 생기게 된다. 그러면 밖으로 나가지 못한 피가 역류해 배 안으로 고이게 되고 극심한 하복부 통증이 일어나는 것이다. 자궁외 임신 상태인데도 어린 소녀들은 자신이 임신했다는 사실을 전혀 모른 채 단지 하복부 통증과 어지럼증만을 호소하며 병원을 찾아오는 경우가 많아 의사로서 답답한 심정을 느낄 때가 있다. 자궁외 임신은 혈액에서 임신 수치 검사나 초음파 검사를 통해 정확한 진단을 받게 된다.

2) 자라지 못하고 스러지는 생명의 씨(유산)

17세 소녀가 심한 질출혈과 하복통으로 병원을 찾아왔다. 소녀는 생리주기가 규칙적이라 매월 거르지 않고 생리를 했는데 병원에 오기 한 달 전에는 생리가 없었으며 그 달도 날짜가 한참 지나서야 시작했다고 말했다. 그런데 뒤늦게 시작된 이번 생리는 유난히 양이 많았으며 극심한 하복통도 동반되었다.

검사결과 소녀는 임신 7주였는데 이미 자연유산이 된 상태였다. 그래서 유산으로 인한 질 출혈과 하복통이 생긴 것이다. 초음파 검사를 해보니 자궁 내에 유산으로 인한 태낭과 태반조직이 여전히 남아서 출혈을 일으키고 있었기 때문에 급하게 수술을 시행했다. 이처럼 아무리 나이 어린 소녀들이라고 할지라도 자신이 정상적인 생리를 하고 있고 또 성경험이 있다면 하복통이 심해질 경우 잘못된 임신(임신 합병증)에 대한 가능성도 항상 염두에 두고 있어야 한다.

3) 월경 곤란증(생리통)

대학시절 필자에게는 아주 성실하고 공부도 잘하던 친구가 한 명 있었다. 그런데 이 친구는 매달 비슷한 날짜에 하루나 이틀 정도 학교를 나오지 않았다. 처음에는 집에 일이 있거나 몸이 아픈가 보다 생각 했을 뿐 무단결석의 정확한 이유에 대해서는 누구도 알지 못했다. 그러나 이런 일들이 매달 반복되자 필자를 비롯한 친구들은 그녀가 주기적으로 결석을 하는 이유가 생리통이 너무 심해서라는 사실을 자연스럽게 알게 되었다.

생리통이란 월경이 있을 때마다 나타나는 통증을 말한다. 우리나라 전체 여성 중 생리통이 나타나는 빈도는 증세가 심한 경우가 10%, 가벼운 증상까지 합하면 50%로 정도로 보고 되고 있다. 생리통의 정도는 사람마다 큰 차이가 있는데 월경 시 약간의 복부 불편감만 느끼는 여성이 있는가 하면 증상이 너무 심해 일상생활이 불가능하거나 심지어 응급실로 실려 오는 여성도 있다.

생리통은 일차성과 이차성 생리통으로 구분할 수 있는데 일차성 생리통은 통증 유발 가능성이 있는 골반 내 질환이 전혀 없음에도 불구하고 월경 때마다 통증이 나타나는 경우다. 일차성 생리통 기간은 일반적으로 월경 시작 몇 시간 전 또는 시작 직후에 발생하여 48~72시간 정도 지속되며, 통증이 일어나는 위치는 주로 하복부 쪽이다. 원인으로는 자궁내막 조직에서 생성되는 프로스타글란딘이라 불리는 물질이 자궁의 혈류로 흡수되어 자궁 내 근육조직과 혈관을 강하게 수축시킴으로써 자궁으로 향하는 피의 흐름을 막기 때문이다. 이로 인해 자궁 내 산소가 부족해지면서 통증이 유발된다.

이차성 생리통은 통증을 유발할 수 있는 질병으로 인해 월경성 통증이 나타나는 경우다. 생리 시작 전부터 통증이 있거나 생리가 끝나고 72시간이 지난 후에도 통증이 지속되는 경우가 많다. 이차성 생리통의 원인으로는 자궁내막증이나 자궁선근증, 자궁 내 피임

기구가 시술되어 있는 경우다. 또 자궁근종, 자궁용종, 자궁내막 유착증이 있는 경우와 골반 내 염증, 선천성 자궁기형을 가진 여성에게도 이차성 생리통이 나타난다.

생리통이 있는 여성들을 치료하기 위해서는 우선 자세한 병력청취와 검사를 통해 이차성 생리통을 찾아내야 하며 이차적인 원인들이 발견됐을 경우 단순히 원인만 제거해도 증상의 완화를 가져올 수 있다. 특별한 이유를 찾을 수 없는 일차성 생리통의 경우에는 생리통의 원인이 되는 프로스타글란딘 생성을 억제하는 진통제를 복용하거나 경구용 피임제를 사용할 수 있다. 간혹 어떤 여성들은 "생리통을 완전히 낫게 하는 방법은 없나요?"라는 질문을 할 때가 있다. 그런 여성들에게 필자는 이런 말을 들려준다.

"그렇게 쉽게 고칠 수 있는 방법이 있다면 산부인과 의사인 저도 생리 때만 되면 진통제를 달고 사는 이 생활을 접겠죠? 요즘 진통제 좋아요. 또 새로운 진통제도 점점 많이 나올 거고요. 생리통은 진통제 남용으로 인한 부작용의 염려가 거의 없으니 그 날이 되면 무조건 참지 마시고 진통제 드세요. 꼭이요. 아셨죠?"

4) 난소종양의 꼬임

앳된 얼굴의 14세 소녀가 극심한 복부통증을 이유로 방문하였다.

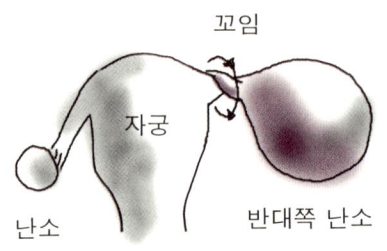

▶ 난소종양의 꼬임

난소의 정상 크기는 성인 여자의 경우 3~4cm 정도이다. 탁구공을 노끈에 매달아 놓았다고 생각해보자. 여기서 탁구공은 난소, 노끈은 주위조직인 셈이고 난소는 한 곳에 붙어있는 기관이 아니다. 이러한 난소가 10cm 이상 종양을 생성하여 커질 경우 제 크기를 주위조직이 지탱해주지 못하여 한쪽 방향으로 꼬이게 된다.

꼬임

자궁

난소

반대쪽 난소

병원에 오기 하루 전부터 심한 복통을 앓았다는 소녀는 평상시에도 가끔씩 왼쪽 배가 당기는 느낌이 들어 집 근처 산부인과를 찾은 적이 있었고 그곳에서 난소에 5cm짜리 물혹이 있다는 이야기를 들었다고 했다.

진찰 내내 소녀는 심한 통증으로 몹시 고통스런 표정을 하고 있었으며 간혹 진료를 위해 몸의 방향을 바꾸는 것조차 힘겨워 했다. 역시 초음파 검사 상 소녀의 왼쪽 난소에는 직경 약 5cm 가량의 혹이 있었으며 여러 진찰소견을 종합해 볼 때

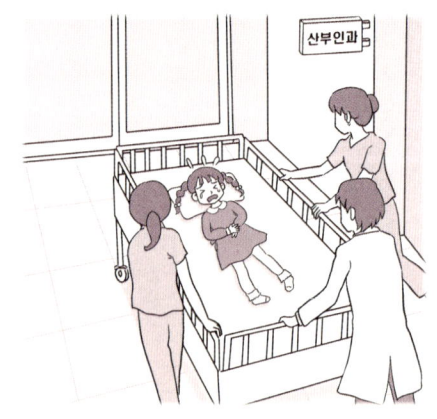

혹의 꼬임(염전)이 의심되었다.

결국 소녀는 응급수술을 받아야 했는데 막상 수술을 해보니 왼쪽 난소 혹이 꼬이면서 혈류공급의 장애로 인해 난소가 이미 모두 죽어있는 상태라 왼쪽 난소절제술을 시행할 수밖에 없었다. 정상적인 크기의 난소는 꼬이는 일이 거의 없지만 이 소녀의 경우처럼 난소에 물혹이나 종괴(혹)가 생긴 경우에는 난소가 쉽게 꼬이며 설상가상으로 그것이 언제 터질지 모르는 위험성을 안고 있다. 따라서 이 소녀처럼 급성 하복통이 발생하면 빨리 병원에 와서 난소가 꼬인 것을 풀어주는 수술을 받아야 한다. 난소조직이 죽기 전에 수술로 꼬인 상태를 정상 위치로 돌려주면 난소를 보존할 수도 있다.

5) 설상가상 (산부인과 질환의 후유증, 복강 내 유착)

산부인과 의사들이 자신이 아는 모든 의학지식과 경험을 동원해서 환자를 진단하고 치료해 보고도 복통의 원인을 알 수 없을 경우 마지막으로 내리는 진단이 바로 복강 내 유착이다. 유착이라는 것은 말 그대로 이전에 수술을 받았거나 혹은 골반강 내에 염증을 유발하는 자궁내막증이나 골반염 등을 앓았던 경험이 있는 여성이 과거의 질병 때문에 신체의 다른 조직이나 장기 등이 서로 달라붙어 있는 현상이다.

이러한 질병들은 증상이 가벼울 경우 잘 모르고 지나가는 것이 대부분이다. 그러나 수술이나 치료의 후유증으로 인해 복강 내 유착이 생기면 극심한 하복통을 일으킨다. 가장 확실한 진단법은 복강경 검사인데, 실제로 만성 하복통을 앓는 환자가 각종 검사를 통해서도 그 원인을 찾아내지 못하면 의사들은 최후의 진단방법으로 복강경 검사를 시행한다. 복강 내 유착이 심할 경우 단순 복통뿐 아니라 장이 막히는 장 폐색증 그리고 그로 인한 장파열이나 장의 괴사를 유발하여 응급수술을 필요로 하는 경우도 있다.

6) 쉽게 치료할 수 있으나 시기를 놓치면 평생 후회하는 병(골반염)

제법 성숙한 분위기의 18세 여고생이 엄마 손에 이끌려 진료실 문을 열고 들어왔다. 아이의 엄마는 딸의 속옷에서 평소 냄새가 고약한 악취성의 질 분비물이 묻어 있었다며 병원에 오기 3일 전부터는 지속적인 질 분비물과 발열, 오한 증세 그리고 하복통을 호소했다고 일러 주었다. 소녀의 어머니는 딸이 담배를 피우기 때문에 그런 게 아니냐고 조심스레 묻기도 했다. 어머니의 근심이 괜한 우려가 아니라는 것은 소녀의 외양만 보아도 짐작이 갔다. 그 어머니의 말처럼 소녀는 단정한 여고생이라고 보기에는 지나치게 조숙한 분위기였으며 온 몸을 장식한 각종 액세서리와 손톱에 칠한 화려한

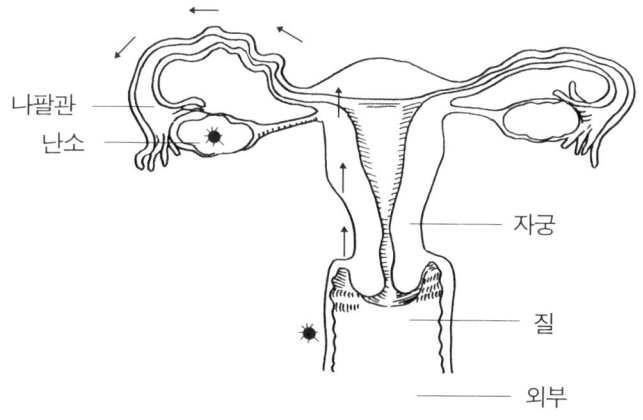

나팔관
난소
자궁
질
외부

▶ 병원균은 질을 통해 외부에서 침입하여 자궁, 나팔관, 난소까지
퍼질 수 있다. 난소에 고름주머니를 형성하기도 한다.

빛깔의 매니큐어가 소녀가 평범하지 않은 생활을 하고 있다는 느
낌을 갖게 하였다.

역시 소녀는 이미 성경험이 있었고, 당시에도 남자친구와 일주
일에 두 세 번 성관계를 갖고 있었다. 진찰을 해보니 자궁경부 쪽
에서 심한 악취를 풍기는 화농성의 액체가 흘러나왔고 하복부에는
심한 압통과 복부 진찰 시 반발통을 가지고 있었다. 다행히 초음파
검사상 골반 내부에는 흔히 고름주머니라고 말하는 농양성 병변은
없는 상태였기 때문에 급성 골반염 진단을 내렸고 곧 항생제 치료
를 시작했다.

이처럼 정상적인 여성의 골반강은 질을 통해 외부와 연결되어 있기 때문에 여러 세균에 의한 감염의 위험에 노출 되어 있다. 이러한 세균이 질을 통해 흘러들어 오게 되면 자궁과 나팔관을 거쳐 전 골반강 내에 염증을 유발하고 하복부 통증이 나타나게 된다.

골반염이 생겨도 조기진단과 치료를 시행한다면 다른 합병증 없이 치료는 가능하다. 그런데 어린 소녀들은 이러한 증상을 대수롭지 않게 여기거나 산부인과에 가기 싫어 무작정 참는 경향이 있다. 이런 식으로 적절한 진단과 치료시기를 놓치게 되면 염증반응이 심해져서 골반강 내 고름이 고이거나(농양) 유착이 발생하여 나팔관이 막히게 된다. 이 때문에 결혼 후에도 아이를 갖지 못하는 불임의 고통을 겪을 수 있다.

우리 속담에 소 잃고 외양간 고친다는 말이 있다. 모든 병은 진단과 치료가 빠를수록 훨씬 좋은 결과를 얻게 된다. 의사도 손 쓸 수 없을 정도로 병이 깊어진 다음 후회해 봐야 아무 소용이 없는 일이다. 따라서 아이가 어린 경우는 어머니라도 평소 세심한 관심을 갖는 것이 매우 중요하다.

제자리에 있지 못한 병

-자궁내막증

그릇 들고 동생은

엄마 곁이 제자리

할머니 안경너머

잔잔한 웃음

빨랫줄 제비가족

노래물고 제자리

고무신도 제자리

운동화도 제자리

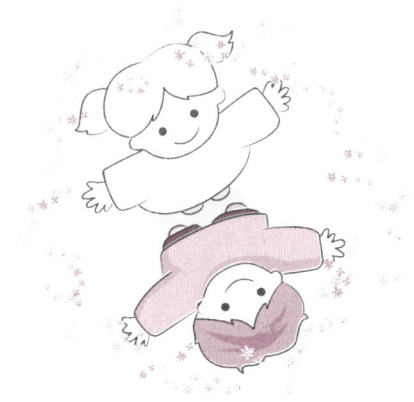

　　김용석님이 지은 '제자리' 라는 동시이다. 시를 읽고 난 후 잠시
눈을 감으면 따스한 오후 햇살이 내리 쬐는, 마당 너른 집에서 아기

에게 밥을 먹이는 엄마의 모습과 그 옆에 앉아 손자를 바라보는 할머니의 다감한 얼굴이 떠오른다. 굳이 애쓰지 않아도 지극히 평화로운 한 가족의 모습이 그려지면서 자기도 모르게 동심의 세계로 돌아간 듯한 느낌마저 든다.

이 동시처럼 가끔 너무나 당연해서 인식을 못할 때도 있지만 사람이든 물건이든 마땅히 있어야 할 제자리에 있는 모습이야말로 가장 합당하고, 평온하고, 아름다운 광경이다. 그렇다면 자기 자리를 잃고 남의 자리에 있는 것은 어떨까. 정반대의 설정이니 당연히 좋은 상황일 리가 없다. 특히 그것이 사람의 몸과 관련된 이유라면 아주 치명적인 결과를 가져올 수도 있다. 사람의 몸에 감춰져 있는 모든 장기와 조직들은 단순히 제자리에 있지 못한 것만으로도 엄청난 고통과 불행을 가져 올 수 있다.

필자에게는 학생 시절 '신기한 병도 다 있구나.' 생각하며 지나갔던 질병이 있었는데 그 질병이 산부인과 의사가 되어 본격적으로 환자를 진료하게 된 이후에도 가끔 필자를 혼란과 무기력에 빠트리는 어려운 질병이 되었다. 그 '참으로 어려운 병'이라고 진단을 내린 병이 바로 자궁내막증이다.

자궁내막증은 자궁내막 조직이 자궁이라는 제자리를 벗어나 자궁 이외의 다른 신체 부위에 존재하는 것에서 비롯된다. 가장 흔한 위치로는 양쪽 난소와 자궁 후벽 쪽의 공간으로 알려져 있는데 심한 경우, 종종 장이나 복벽에도 자궁내막 조직이 있고, 드문 경우지만 폐에도 자궁내막 조직이 있다는 보고가 있다. 일반 여성들에게 자궁내막증이 나타나는 빈도는 약 2~10% 정도이지만, 불임환자의 경우는 5~50%로 그 빈도가 훨씬 높아지기 때문에 그리 드물지만은 않은 질환이다.

자궁내막증 환자들은 자궁내막 조직이 왜 정상적인 위치가 아니라 난소 등과 같은 남의 자리에 있는 것일까. 여러 의학자들도 이 문제에 대해 의문을 가지고 지속적인 연구를 해왔고, 지금도 계속 연구하고 있다. 현재까지 밝혀진 자궁내막증의 가장 큰 원인은 몸 밖으로 빠져 나오지 못한 생리혈이 거꾸로 배 안으로 흘러 들어가기 때문이라는 것이다. 하지만 이러한 생리혈 역류 역시 정상적으로 생리를 하는 여성의 90% 정도에게 나타나는 현상이라는 사실이 확인되면서 또 다른 이차적 원인을 찾는 연구가 진행 중이다. 그러나 아직까지 명확하게 밝혀진 바는 없다.

산부인과 의사들은 친구나 친구들의 부인, 혹은 딸에 이르기까지 가까운 지인들의 비밀스러운 상담을 받는 일이 가끔 있다. 그런데 전화를 건 상대가 평소에 자주 연락을 하던 사이가 아니거나, 그리 절친했던 관계가 아니라면 이런 갑작스런 전화는 대개 자신의 몸에 이상이 생긴 경우다. 병원에 찾아 가기가 불안하기도 하고 쑥스럽기도 해서 먼저 아는 사람에게 상담을 받고 싶어 전화를 하게 되는 것이다.

몇 주 전에도 고등학교 친구에게 그런 전화를 한 통 받았다. 가끔씩 연락하다가 연락이 끊긴 지 몇 년이나 되는 친구였기에 필자는 갑작스런 그녀의 전화에 조금 당황하였다. 전화한 진짜 용건을 묻는 대신 우리는 일상적인 안부인사에서 시작하여 잠시 겉도는 얘기를 나누었다. 그렇게 한참이 지나도 친구는 전화한 이유를 말하지 않았다. 도저히 궁금함을 견디지 못한 필자가 "무슨 일로 전화 했니?"라고 직접적으로 물어 보자 친구는 기다렸다는 듯 하소연 섞인 질문들을 쏟아냈다.

결혼 한 지 3년이나 지났는데도 친구 부부는 아직 아기가 없다고 했다. 아기가 없는 것만도 스트레스 인데 밤에 남편과 잠자리를 할 때마다 아랫배 안쪽까지 울리는 듯한 통증이 느껴졌고 시간이 지날수록 그 고통이 점점 심해진다는 이야기였다. 여기까지 듣고 난 필자는 "너 생리통 심하니?"라고 곧 되물어 보았다. 친구는 생리를 할 때마다 통증이 점점 심해져서 이제는 참을 수 없을 정도라고 대답했다. 결국 이 친구는 나의 적극적인 권유로 병원을 찾아왔고, 초음파 검사상 난소에 6cm가 넘는 자궁내막종이 의심되어 수술 후 자궁내막증을 확진 받았다.

친구의 증상이 너무나 전형적이라 진단을 내리기가 어렵지 않았지만 자신의 고민거리에 명쾌한 답을 들려 준 필자를 친구는 세상에 둘도 없는 명의라고 치켜세웠다. 사실 이런 경우 대부분의 산부인과 의사들은 자궁내막증을 의심할 수밖에 없다. 자궁내막증의 특징적인 증상이 바로 생리통과 심한 성교통이며, 환자 중에는 불임 여성도 많기 때문이다.

생리통에 대해 살펴보면, 수년 동안 특별한 증상이 없었다가 갑자기 심한 통증이 발생하게 되는 경우 자궁내막증을 의심할 수 있다. 이 경우 생리시작 전부터 통증이 시작되어 생리 후까지 지속되는 경우가 흔한 것으로 알려져 있다. 하지만 미성년의 경우에는 초경이 시작된 후 곧바로 심한 생리통이 발생할 수도 있기 때문에 성인여성과는 다소 나타나는 증상이 다를 수도 있다.

만성적인 골반통은 자궁내막증 병변이 난소와 자궁후벽, 직장, 요관, 방광을 침범하면서 발생하게 되는데 심한 허리 통증을 호소하는 경우도 많다. 이렇게 통증을 유발하는 이유에 대해서는 여러 가지 가설들이 제시되고 있다. 비정상적인 자궁내막 조직의 침범으로 인한 국소적인 염증반응이 초래되어 염증 매개물질이 생성되면서 통증이 야기될 수 있다는 설도 있는가 하면, 자궁내막증의 발병으로 인해 발생된 비정상적 유착으로 각 장기가 당겨지거나 신경에 자극을 주어서 통증이 발생한다고도 알려져 있다.

필자가 의과대학 본과를 다닐 때 임상실습 중 만났던 자궁내막증 환자 중에 이런 경우도 있었다. 15세 정도 되는 어린 소녀였는데 유난히 피부색이 까맣고 몸이 말랐던 소녀는 기침을 할 때마다 수차례 피가 섞여 나오는 증세 때문에 시골 보건소를 찾아 왔다. 당시만 해도 우리나라는 워낙 결핵 환자가 많아서 이런 증상을 보이는 환자가 내원하면 가장 먼저 의심되는 병이 바로 결핵이었다. 따라서 소녀는 병원에서 처방받은 결핵약을 먹기 시작하였다. 그러자 객혈은 며칠 후 없어졌다. 하지만 다음달에 또 다시 피를 토하기 시작하였다. 한 달을 주기로 이런 증세가 반복되자 증상이 심상치 않다고 판단한 보건소 선생님께서 그 소녀를 우리 대학병원으로 전원시켰다.

소녀는 대학병원 흉부외과에서 조직검사를 받게 되었고 검사결과 자궁내막 조직이 폐 쪽으로 전이된, 폐 자궁내막증이라는 진단이 내려졌다. 소녀가 피를 토하던 이유는 증식 되었다가 자궁 내막 조직이 떨어지는 생리혈처럼, 한 달마다 반복 되었던 객혈이 기도를 통해 밖으로 나온 것으로 매우 특이한 자궁내막증 증세였다. 하지만 이런 자궁내막증은 증세가 의심이 가는 경우라 해도 간단한 진찰만으로는 진단을 내리기 어렵다. 왜냐하면 대부분의 진찰소견에서 상당수의 자궁내막증 환자가 정상소견을 보이기 때문이다. 따라서 정확한 진단을 위해서는 복강경 시술을 통하여 의사의 눈으로 직접 골반의 상태를 확인하는 것이 필요하다.

환자가 어린 소녀인 경우 극심한 골반통과 생리통을 호소하게 되면 진단적 복강경이 시행된다. 검사를 해보면 마치 그 동안의 통증을 증명이라도 하듯, 복벽이나 기타 장기들 곳곳에 오래된 혈흔들이 엉겨 붙어 있는 모습들을 확인 할 수 있다. 이렇게 장시간 방치된 핏덩이들이 낭종을 형성하는 경우, 그것이 터지면서 초콜릿과 흡사한 빛깔의 응고된 혈액이 나온다. 실제로 산부인과에서는 이것을 초콜릿 낭종이라는 용어로 부른다. 그 까닭은 점점이 작은 혈흔들이 흩어져 있는 모습이 마치 서부영화에서 총격전이 끝나고 난 후 사방에 피가 튀어있는 모습과 유사하게 보이기 때문에 의학서적에도 이런 비유를 들어 설명하고 있다.

이렇게 전형적인 복강경 소견을 보이는 경우 필요에 따라 조직검사까지 행하게 된다. 하지만 필자의 친구의 사례에서도 보았듯 자궁내막증이 진행된 경우 이미 자궁내막종이라 불리는 종괴를 가지고 있는 것이 확실하기 때문에 특징적인 초음파 소견만으로도 정확한 진단을 내릴 수가 있다.

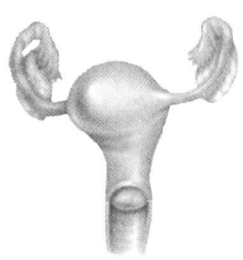 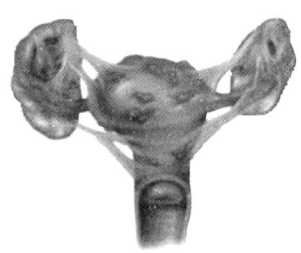

▶ 정상 여성 생식기관　　▶ 자궁내막증인 여성 생식기관

만약 이미 진행된 자궁내막증으로 인해 종괴의 크기가 4cm을 넘는다면 복강경 수술을 통해서 병의 원인을 제거하는 것이 더 바람직한 치료방법이다. 하지만 자궁내막증 진단을 받더라도 당장 임신을 원하지 않는 미성년자들이거나 비교적 증상이 가벼운 경우는 수술요법보다 약물치료를 통해 증상을 개선하는 방법을 많이 사용한다. 이때 가장 많이 사용되는 방법은 진통소염제, 경구피임제, 남성 호르몬 작용제, 뇌하수체 기능 억제제 등을 복용하는 것이다. 산부인과 의사들은 이런 다양한 방법들 중에서도 경구피임제 복용을 가장 많이 권하고 있다. 이유는 간편하면서도 병의 진행을 방지하는 데 가장 효과적이기 때문이다. 또 이 방법은 비용이 저렴하고 약제 투여에 따른 부작용도 적다는 장점이 있다. 특히 생리 자체의 발생을 막기 때문에 자궁내막증의 진행속도를 억제하는 효과도 있다.

생리통이 너무 심해 간혹 진통제로도 통증 조절이 안 될 경우라면 한번쯤 자궁내막증이 아닌지를 의심해 보고 즉시 산부인과 검진을 받을 것을 권유하고 싶다. 물론 산부인과 의사도 신이 아니기 때문에 제자리에서 벗어난 세포들까지 원래의 자리로 되돌려놓는 기적을 일으킬 수는 없다. 하지만 제자리에서 벗어나다 못해 시간이 갈수록 뒤틀어지고 비틀어져 나중에는 도저히 손 쓸 수 없는 상태가 되는 것만은 충분히 예방할 수 있다.

아빠는 왜 앞에 꼬리가 달렸어요?

-외성기 이상

1) 남자와 여자로의 성의 분화

지난 해 여름 절친한 친구 가족과 함께 휴가를 떠났다. 그 가족과는 휴가뿐 아니라 주말에도 자주 계획을 세워 나들이를 함께 가는 절친한 사이다. 여러 가지 이유가 있겠지만 우리 집이나 그 집이나 모두 비슷한 또래의 여자 아이들만 있어서 서로 좋은 놀이 동무가 되어 주기 때문이다. 어른들은 모두 판에 박힌 듯한 일상에 지칠 대로 지친 상태라 한결 같이 탁 트인 바다를 보기 원했다. 두 가족은 마음이 워낙 잘 맞아서 모처럼 즐거운 휴가를 보내고 올 수 있었다.

그런데 휴가 중에 정말 웃지 못 할 일이 일어났다. 두 엄마 모두 그다지 물놀이를 좋아하지 않아서 종일 바닷가에 펼쳐 둔 파라솔 밑에서 책을 보거나 누워 있었기 때문에 모처럼 두 여자 아이들은 아빠들과 샤워를 해야만 했다. 24개월이 채 안된 우리 딸은 누가 봐도 아직 아기니까 남자인 아빠랑 들어가 샤워를 하면서 물장난만 실컷 하다 나온 모양이었다. 그런데 문제는 3살짜리 친구의 딸이었다. 아이는 처음으로 아빠랑 샤워를 마친 후 매우 걱정스러운 얼굴로 샤워장을 나왔다. 그러더니 곧 엄마에게 귓속말로 이렇게 말하더란다.

"엄마, 아빠랑 아저씨랑 꼬리가 달렸어요. 동물원에서 본 원숭이 꼬리랑 비슷한데, 앞에 달렸어요. 엄마도 알고 있었어요?"

이 얼마나 깜찍한 상상인가. 아이의 말을 들은 필자와 친구는 눈물이 날 정도로 웃었다. 정말 친구의 딸이 한 그 말은 여름휴가의 잊지 못할 해프닝이었다.

만약 이 책을 읽는 독자에게도 귀여운 딸이 있어 이런 당황스러운 질문을 해온다면 과연 어떤 대답을 준비하고 있는지 궁금하다. 아니 벌써 그런 당황스러운 순간이 있었다면 어떻게 지혜롭게 대처하였을까? 어린 아이들은 눈에 보이는 대상에 대해 늘 호기심을 가진다. 그래서 질문거리도 많다. 친구 딸의 눈에 비쳤던 아빠의 꼬리(?)에 대해 아이가 '왜 나와 엄마는 아빠처럼 꼬리가 없어?' 라고 물어올 때 당황한 나머지 적당한 거짓말로 얼버무릴 것이 아니라 흥미롭게 설명해 주어서 아이의 호기심을 채워주어야 할 것이다.

언제 이런 질문 공세가 들어올지 모르는 일이니 아이의 호기심

주머니들을 채워줄 수 있도록 엄마들은 미리 사전에 공부를 하도록 하자. 조금은 따분한 이야기가 될지 모르나 남성과 여성의 생식기 발생에 대해 간단히 설명해 보고자 한다.

생식기는 크게 내부와 외부 생식기로 나눌 수 있다. 내부 생식기는 자궁과 난관, 난소로 구성되어 있고 외부 생식기는 음핵과 소음순, 대음순, 질로 구성되어 있다. 여자 아기들의 기저귀를 갈아 주면서 살펴보면 아기들의 생식기는 음핵, 소음순, 대음순으로 구성되어 있는데 그 구분이 어른 만큼 명확하게 되어 있지는 않다. 대음순을 젖히고 보아야만 작은 소음순을 구분 할 수 있을 정도다. 하지만 성장하는 과정에서 성 호르몬의 영향을 받게 되면 점차 대음순, 소음순의 구분을 갖추게 된다.

임신 후 엄마 뱃속에서부터 생식기가 발생하게 되는데 먼저 내부 생식기가 분화된 다음 외부 생식기가 분화되게 된다. 생식기가 겉에도 있고, 속에도 있다는 사실에 다소 의아해 하는 분들이 있을지 모르겠다. 겉으로 보이는 생식기는 대음순, 소음순, 질 등으로 쉽게 말해 우리 눈으로 볼 수 있는 부위다. 반면 속에 있는 생식기는 자궁, 난소 등을 말하며 이것은 육안으로 쉽게 관찰 할 수 없는 부위다. 이러한 내부 생식기 중 가장 중요한 부분은 생식 호르몬을 만들어내는 난소이다. 사람은 태생 6주까지 남성과 여성, 두 가지 성 모두 분화가 가능한 상태로 존재한다. 성이 확실히 구분되는 것은 임신 7주 경으로 남성은 남성에 맞게 여성은 여성에 맞게 성적 분화가 이루어지게 된다.

그러면 뱃속의 태아들은 자신이 남자로 변해가야 할지 여자로 변해가야 할지 어떻게 아는 것일까? 남자의 성염색체가 XY라는 것은 누구나 알고 있는 상식이다. 남자 아기로 태어날 아이들은 이 Y염색체 안에 고환으로 자라기로 운명 지워진 유전자가 들어 있다. 여자 아기들은 이런 유전자가 없으므로 고환으로 분화하지 않고, 2주 늦게 난소로 분화하게 되는 것이다.

지금까지 설명한 것은 엄마 뱃속 태아들의 내부에서 일어나는 일이며, 이러한 고환에서 분비하는 남성 호르몬의 영향을 받아 남자 아기들은 남자의 생식기를, 여자 아기들은 여자의 생식기를 달고 나오는 것이다. 즉 성 호르몬의 영향에 의해 외부의 생식기가 달라진다는 것이다.

몇 가지 개인적인 의견을 덧붙이자면 아이들에게 "넌 남자니 잠지가 있고, 넌 여자니 잠지가 없다."는 식의 양분화 된 설명은 피하는 것이 좋다. 차라리 "넌 남자의 몸에 맞게 무엇 무엇이 있고, 넌 여자의 몸에 맞게 또 다른 무엇 무엇이 있다."고 가르쳐 주어 어떤 성에 무엇이 더 있거나 없음이 아니라는 것을 교육하는 것이 옳을 것이다. 예를 들자면 여자 아이가 "난 오빠가 가진 잠지가 없어." 라는 식의 성 열등감을 느끼게 하는 교육은 잘못된 것임이 분명하다.

임신 2달이 안 된 조그만 생명체였을 때부터 인간은 이미 여자 또는 남자로 자라기로 운명 지워진다. 때문에 아기들의 생식기를 단순한 성기가 아닌 우리 몸의 소중한 일부로 받아들이고 생각하게 하는 것, 그래서 아이들 스스로 자신이 작은 여자, 작은 남자라는 사실에 자부심과 긍지를 느끼게 하는 것이 중요하다.

2) 면봉과 여의봉(음순 유착)

본원의 산부인과 미성년 클리닉의 환자 들에게 가장 흔하게 나타나는 질병은 음순 유착이다. 음순 유착은 2개월에서 2세 사이의 아기들에게 가장 많이 나타난다. 나이가 나이인 만큼 여성 호르몬인 에스트로겐이 절대적으로 부족한 환경에서 염증까지 동반하게 되니 그야말로 외음부 음순의 살들이 서로 달라붙게 되는 질환이다.

처음 산부인과에서 미성년 클리닉으로 환자를 보러 갈 때 필자를 비롯한 많은 산부인과 전문의들은 속으로는 내심 긴장한다. 왜냐하면 오랫동안 성인여성들만 진료해 오다 갑자기 어린 여자 아이들의 산부인과적인 문제를 다루려다 보니 갑자기 모든 일들이 낯설게 느껴졌기 때문이다.

그래서 클리닉 스태프들은 오랫동안 아기들을 진찰해 오셨던 교수님의 외래진료를 참관하면서 어린 환자들을 대하는 방법을 배울 기회를 가졌다. 그 과정에서 예상보다 음순 유착 환자들이 많다는 사실에 놀라기도 했지만 한편으로는 전문 의료진의 능숙한 진료를 지켜보며 새삼 존경스러운 마음이 들기도 했다

음순이 달라붙어 있는 아기들은 곁에서 언뜻 보기에는 질 입구가 막혀 있는 듯이 보인다. 이 때문에 개인병원을 찾는 많은 아기들이 개인병원에서 생식기 기형일지 모른다는 청천 병력 같은 말을 듣고 대학병원으로 찾아오게 된다. 진료경험이 많지 않은 초보 산부인과 의사다 보니 음순이 붙어 있는 아기를 처음 보고 이것이 생식기 기형인 경우 시행해야 할 여러 가지 복잡한 검사들을 먼저 떠올렸다. '호르몬 검사들, 염색체 검사, MRI도 찍어야 겠지… 그리고 또 무슨 검사들을 해야 하나….'

초보 의사가 한창 이런 생각에 빠져 고민하고 있을 때 교수님께서 "이 선생, 거기 면봉 좀…." 하시는 것이다. 정신이 번쩍 들어 주위를 둘러보았다. 돌도 안 된 아기는 연신 시끄럽게 울어대고 있고 아기를 엎고 온 엄마는 대기실에서부터 울었는지 눈은 빨갛게 부어 있을 뿐 면봉을 필요로 하는 사람은 딱히 없어 보였다. '왜 면봉을 찾으실까? 갑자기 귀가 간지러우신 건가?' 의구심을 억누르며 선생님께 정중히 면봉을 건네 드렸더니 교수님께서는 조그만 아기의 아주 작은 성기에 면봉을 가져다 대시더니 갑자기 쓱쓱 문지르셨다. 그러자 1~2초 만에 붙어 있는 음순이 떨어지는 것이 아닌가.

비록 약간의 피가 나긴 했지만 단지 면봉 하나로 질 입구가 생겼다는 사실이 너무나 놀랍고 감탄스러웠다.

다행히 그 아기와 엄마는 복잡한 검사들을 하지 않고, 에스트로겐 연고만을 처방 받고 집으로 돌아갔다. 며칠 동안 걱정과 근심으로 잠 한숨 못 잤다며 안도의 한숨을 내쉬는 아기 엄마에게 교수님께서는 드물긴 하지만, 생식기 기형이 있을지 모르니 아기가 좀 더 클 때까지 두고 보자는 말씀을 덧붙이셨다.

그 날 진료 현장에서 필자의 손에 들려 있을 때는 평범한 귀 후비개에 불과하던 면봉이 교수님의 손에 들리자 손오공의 여의봉처럼 변신하기라도 한 것처럼 얼마나 대단해 보였는지 모른다. 전문의 자격증을 따고 처음 환자를 대하는 초보 의사들은 자주 접하게 되는 흔한 질병을 무심결에 지나치는 실수를 저지를 때가 있다. 임상 경험이 부족하다 보니 그동안 공부했던 전문 서적에서의 복잡한 병을 먼저 떠올리기 때문이다. 이러한 오류는 몇 번의 시행착오를 거치는 동안 점차 교정되어 간다.

여기까지 읽은 독자 중에서는 큰 문제가 없던 어린 아기에게 생식기 기형일지 모른다는 진단을 내린 개인병원 의사나 그 상황에 대비해 머리 속으로 이런저런 검사를 준비하고 있던 젊은 의사가 오진을 한 것 아니냐고 따져 물을지도 모른다. 그러나 한 분야에서 보잘 것 없는 면봉을 기적의 여의봉으로 변신시키는 고수가 되기까지는 오랜 경험과 수련이 필요하다. 솔직히 한 분야의 고수들은 전문지식이 한 분야에만 국한되어 있어 시야가 넓지 못하다는 단점도 있기 마련이다. 따라서 인체의 모든 질병을 두루 진찰 할 수 있는 동네 산부인과 의료진들도 나름의 장점이 있는 것이다. 그러므로 환자들은 꼭 대학 병원 만을 고집하지 말고 자신에게 편리한 양쪽의 장점만 취해 병원을 찾으면 된다.

3) 신으로부터 남성을 부여 받았으나 여성으로 태어난 남자
남성가성 반음양(male seudohermaphroditism)

'나는 두 번 태어났다. 처음엔 여자 아이로, 유난히도 맑았던 1960년 1월의 어느 날 디트로이트에서. 그리고 사춘기로 접어든 1974년 8월, 미시간 주 피터스키 근교의 한 응급실에서 남자 아이로 다시 한 번 태어났다. 전문 지식이 있는 독자라면 1975년《소아과 분비학 저널》에 실린 피터 루스 박사의 '5알파환원효소를 지닌 유사 양성인간의 성 정체성' 이란 논문에서 나에 대해 읽어 봤을지 모르겠다. 어쩌면 이제 애석하게도 구닥다리가 되어 버린《발생학과 유전학》16장에서 내 사진을 봤을 수도 있다. 578쪽 키 성장표 옆에서 검은 막대로 눈을 가리고 서 있는 벌거숭이가 바로 나다.'

의과대학을 다니던 시절 자주 보았던 정신과의 사이코 드라마의 한 장면을 연상시키는 이 침울한 독백은 2003년 퓰리처 상 수상작인 제프리 유제니디스의 소설 '미들섹스(Middle sex)'의 한 구절이다.

정상적인 남성의 염색체를 가지고 태어났지만 어떤 원인에 의해 남성 호르몬의 정상적인 작용을 하지 못하게 되면서 외부 성기가 여성화되거나 혹은 여성인지 남성인지 구분할 수 없는 애매한 형태로 바뀌게 되는 병을 남성가성 반음양이라 한다. 소설 '미들섹스'의 주인공은 5알파 환원효소 결핍이라는 희귀 질환에 의해 남성 염색체인 46XY를 지니고 태어났음에도 불구하고 칼리오페(여성)로 살아간다. 그러던 어느 날 기구한 그의 운명은 주인공에게 다시 칼(남성)로 돌아갈 것을 강요한다.

이 정도면 독자들도 대충 눈치를 챘겠지만 소설에 등장하는 주인공은 남성가성 반음양 환자다. 그는 분명 남자로 태어났지만 생식기 기형으로 자신이 남자인 줄 모른 채 여성으로 살아간다. 그런 주인공의 눈을 통해 작가는 성정체성에 대한 세상의 편견을 적나라하게 그리고 있다.

외부 생식기가 남성의 형태로 변화하기 위해서는 5알파 환원 효소가 필수적이다. 이 효소는 남성의 외부 생식기에 존재하는 효소인데 테스토스테론이라는 남성 호르몬을 DHT라는 호르몬으로 전

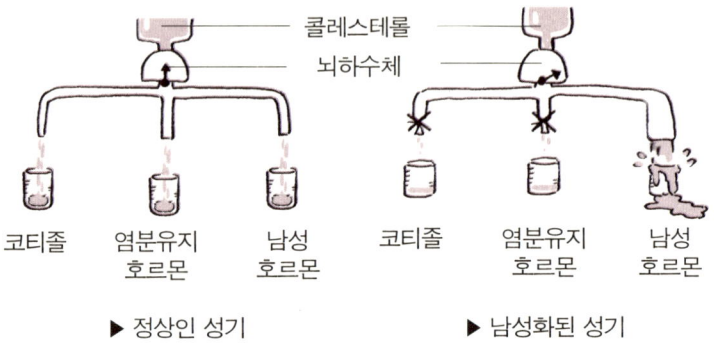

| 콜레스테롤 |
| 뇌하수체 |

코티졸　　염분유지　　남성　　　　코티졸　　염분유지　　남성
　　　　　호르몬　　호르몬　　　　　　　　　호르몬　　호르몬

▶ 정상인 성기　　　　　　　▶ 남성화된 성기

환시켜 주는 역할을 한다. 외부 생식기는 이 DHT의 작용에 의해서
만 남자의 성기 모양을 갖출 수가 있게 된다.

　하지만 칼리오페와 같은 남성가성 반음양 환자들은 이러한 DHT
호르몬이 존재하지 않기 때문에 페니스의 형태를 만들 수가 없다.
그렇다고 여성처럼 질이 완전히 형성 되는 것도 아니어서 생식기가
요도까지 벌어져 있는 경우도 있다. 남성을 상징하는 페니스의 부
재로 칼리오페와 같은 환자들은 일반적으로 여성이라는 사회적 성
을 부여받는다. 그리고 그런 교육과 학습을 통해 성장하게 된다.

　남성가성 반음양은 매우 드문 유전 질환의 하나로 성염색체가 대
부분 열성 유전방식을 따르기 때문에 나타나는 현상이다. 특히 결
정적인 이유는 친척이나 형제간의 근친결혼 때문이다. 문제를 유발
하는 열성 유전인자가 아버지나 어머니 쪽을 통해 연속적으로 전해

내려옴으로써 불행한 상황이 불거져 나오는 것이다. 이 책의 주인공 칼리오페 역시 근친결혼의 희생양이었다. 터키에 살던 그녀(혹은 그)의 할머니와 할아버지는 서로 남매임에도 불구하고 사랑에 빠졌고, 미국으로 이민을 온 후 결혼까지 하게 된다. 그뿐 아니라 칼리오페의 부모들 역시 사촌지간이었다. 이런 식으로 거듭되는 근친혼의 결과로 주인공은 희귀 질환을 얻게 되고 만 것이다.

물론 이 소설은 남성가성 반음양인 주인공이 성적 정체성을 되찾기 위해 방황하는 것만을 다루고 있지는 않다. 《뉴욕 타임즈》가 이 소설을 '남성과 여성, 약자와 강자, 흑인과 백인, 구세계와 신세계, 전통과 현대과학 간의 격차, 그리고 운명과 자유의지 사이의 긴장과 투쟁'이라고 극찬 했을 정도니 분명 문학성이 뛰어난 수작임에는 틀림없다. 하지만 의사인 필자가 처음 이 소설을 접하고 놀랐던 이유는 작가의 해박한 의학적 지식 때문이었다. 또 우리 사회에서는 감히 드러내 놓고 말하기 어려운 소재를 소설적 감동으로까지 이끌어 냈다는 사실에 큰 감동을 받았다.

이렇게 자신의 외부 생식기가 남성과 여성, 그 어느 쪽에도 속하지 못하는 아이들은 의학적인 방법으로 성을 결정지어 주어야 하기 때문에 우선 환자의 염색체가 46XX인지 46XY인지를 검사하게 된다. 그 외 수정능력을 통해 장래 여성을 임신시킬 수 있는지 여부를 가늠하고 사춘기 이후의 외부 생식기 형태, 그리고 페니스를 다시 만들어 줄 수 있는가도 고려한다. 또 성인이 된 후 사랑하는 연인과 정상적인 성관계를 가질 수 있는 지도 염두에 둔다. 하지만 이는 원칙적인 문제일 뿐 사실 고민해야 할 부분은 이보다 더 많다.

만약 하나의 성을 결정지었다가 다시 번복해야 할 경우 그 시기는 18개월 이전이어야 한다. 한 번 결정한 성을 다시 바꿀 경우 그 과정은 훨씬 복잡하고 어려워진다. 정신과 학술지에는 너무 늦은 나이에 남성가성 반음양 판정을 받았거나 치료과정에서 그 동안 학습되어 왔던 성별이 갑자기 바뀌는 바람에 파생된 많은 문제점들이 보고되고 있다.

이 책의 주인공 역시 사춘기를 훌쩍 넘은 나이에 비로소 자신이 남자였다는 사실을 알게 되는데 그때의 충격을 작가는 '웹스터 사전에서 나를 찾아내다.' 라고 표현하고 있다. 주인공 칼리는 루스 박사의 진료실에서 이해 할 수 없는 의학용어들을 듣고 직접 도서관을 찾아가 대사전에 나온 단어들의 뜻을 찾아본다. '요도하열' → '환관' → '양성인간' 까지 이르렀을 때 주인공은 자신이 믿어왔던 세상이 한 순간에 뒤집어지는 듯한 커다란 충격에 휩싸이게 된다. 그 날 이후 주인공은 집을 나와 40대 초반까지 긴 방황을 시작한다.

'미들섹스'의 주인공 칼리처럼 불완전한 남성화 현상인 남성가성 반음양이 나타나는 이유는 안드로겐 불감성 증후군이 가장 흔한 원인이다. 이 질환은 소설 '미들섹스'에서 문제시 됐던 5알파 환원효소 결핍과는 달리, 호르몬의 생성은 정상이지만 그것을 수용하는 수용체에 문제가 있는 경우다. 간단히 말하자면 남성 호르몬이 제대로 작용하지 못하여 겉모습이 눈에 띄게 여성화 되는 질환이다.

이 소설은 의사들도 자주 접하지 못하는 성분화 이상이라는 질병에 대해 아주 사실적이고 흥미롭게 이야기를 풀어나가기는 했으나, 전문 의학자로서 한 가지 우려되는 점은 있다. 만약 사람들이 남성 가성 반음양 환자들을 접하게 되었을 때 그 질병의 원인이 모두 근친혼 때문인 것으로 오해하지 않을까 하는 것이다. 노파심일지는 몰라도 필자는 그 어떤 질병도 다른 사람들의 편견의 대상이 되어서는 안 된다고 생각한다. 당사자인 환자가 겪을 고통을 생각해서라도 질병은 단지 질병의 문제로 받아들여야 하기 때문이다.

사실 남성가성 반음양 같이 근친혼에 의한 유전적 질환은 고대 서양사나 이런 종류의 소설 속에서나 접할 수 있는 이야기일 뿐 실제 환자들에게서는 거의 찾아 볼 수 없음을 강조해 둔다. 또 이런 환자들이라고 모두가 주인공 칼리처럼 불행한 인생을 사는 것도 아니며 성정체성이 생기기 전에 일찍 발견하여 치료만 해 준다면 두 번째 선택한 제2의 성으로도 충분히 정상인과 다름없는 인생을 살아 갈 수 있다.

필자도 가끔 혼자 느끼는 것이지만 어떤 점에서 보면 의사는 전문화된 지식을 가진 고급 기술자이지 철학자나 성직자는 아니다. 하지만 인간에 접근하고 그 육체와 정신을 다루어야 한다는 점은 철학자나 성직자와 비슷한 입장이다. 그러다 보니 진찰과정에서 한 사람의 인생과 밀접한 관계를 맺는 일을 피할 수 없는 경우가 있다.

이 '미들섹스' 라는 소설에도 루스 박사라는 의사가 나온다. 루스 박사는 환자의 생각이나 인생에 대해서는 전혀 고려하지 않은 채, 오로지 자신이 알고 있는 학문적 원칙 속에서만 주인공의 문제를 해결하려 든다. 그래서 책을 읽는 이들은 그를 마치 세상에 둘도 없는 절대 악인인 것처럼 느끼도록 한다. 하지만 '가재는 게 편' 이라고 루스 박사와 똑같은 의사 신분인 필자의 생각에는 루스 박사라는 인물이 단순한 악인이 아니라 그저 학문적 지식에 치중한 의사로 보일 뿐이다. 독자들은 공감하기 어렵겠지만 현대 의학은 환자에 대한 인간적인 연민보다 루스 박사가 가진, 차가운 지성에 의해 발전해 오고 있음은 부인할 수 없는 사실이다. 물론 환자에게 질병에 대해 충분한 사전 설명이 없었던 점은 안타까운 일이라고 지적하고 싶다.

그러나 남성가성 반음양 같은 문제를 겪는 환자가 사춘기 이전의 나이 어린 아이거나 청소년일 경우 문제해결은 한층 더 복잡해진다. 왜냐하면 이들 연령은 정서적으로 성적 문제에 대해 부끄러움이나 수치심을 쉽게 느끼기 때문이다. 그러므로 육체의 병에서 유래되는 정신적 상처의 치유를 위해 정신과 의사들까지 참여한 그룹 진료를 통해 환자를 치유하려고 노력하고 있다. 하지만 이러한 질환을 가진 환자와 그 가족을 치료한다는 것은 단순히 의학적 지식만으로는 해결할 수 없는 것은 분명한 사실이다.

4) 남자면서 여자였던 사방지 이야기
여성가성 반음양(female pseudohermaphroditism)

남성가성 반음양과는 반대로 정상적인 46XX 염색체를 가지고 여성의 몸 즉, 난소, 자궁, 난관, 질을 모두 가지고 있지만 어떤 원인에 의해 남성 호르몬의 수치가 올라가게 되어 외부 성기가 남성화된 현상을 여성가성 반음양이라 한다. 여성가성 반음양이란 용어는 의사들에게도 낯설고 어렵기는 마찬가지이다.

반음양에서 반의 '음'은 여자이고 나머지 반은 '양' 즉 남자라는 뜻이다. 간단히 표현하면 자웅동체라고도 한다. 영어로는 'hermaphroditism'라고 하는데, 필자는 유럽여행 중 루브르 박물관에서 'Sleeping Hermaphrodite'라는 조각을 보고서야 비로소 이 말의 유래를 알 수 있었다. 이 헤르마프로디토스 조각상은 언뜻 보면 엎드려 있는 남성의 형상을 하고 있는데, 상체에는 여성의 젖

가슴이, 하체에는 남성의 성기가 달려 있었다. '가슴 달린 남자 신'
으로 불리는 그 조각상의 주인공 헤르마프로디토스 신에 대한 전설
은 이러하다.

헤르마프로디토스는 신들의 전령인 헤르메스와 미의 여신 아프
로디테 사이에서 아들로 태어났다. 소년 헤르마프로디토스는 15세
가 되던 해 세상구경을 떠났고, 어느 아름다운 호숫가에 도착하게
된다. 그 호수에는 살마키스라는 아름다운 님프가 살고 있었는데,
살마키스는 헤르마프로디토스에게 한 눈에 반하여 구혼을 하였지
만 거절당하고 만다. 동서고금을 막론하고 거절당한 사랑은 죽음에
이르는 애증을 불러오게 되는 법. 실연의 상처에 분노한 살마키스
는 즐겁게 물놀이를 하며 놀고 있던 헤르마프로디토스의 몸을 껴안
고는 신에게 그와 한 몸이 되어 두 번 다시 떨어지지 않게 해 달라
고 빌었다. 결국 이 기도가 이루어져 둘의 몸은 하나가 되었고 헤르
마프로디토스는 남녀의 성을 함께 지니게 되었다는 것이다.

우리나라 역사 속에도 남녀의 성을 모두 가진 인물이 등장한다.
바로 세종실록 속에 등장하는 사방지라는 실제 인물이다. 세종실록
속에는 사방지에 대한 이야기를 '풍속을 문란하게 한 종 사방지의
죄를 핵실하고 외방의 노비로 소속시키다.'로 시작하고 있다. 전해
지는 사방지에 얽힌 일화는 다음과 같다.

세종이 아끼던 공신인 이순지의 딸인 이씨는 일찍이 청상과부가

되었다. 이런 이씨가 사방지라는 여종과 밤마다 수를 놓는다는 핑계로 정을 통한다는 괴소문이 떠돌았다. 그러자 이 사방지가 이전에 있던 절에서 여승들과도 여러 차례 통간하였다는 소문마저 나돌기 시작하였다.

세종실록에는 이 내용에 대해 '천순(天順) 7년 봄에 사헌부에서 듣고 사방지를 데려다 국문을 하여 그가 평소에 통하였던 여승에게 사실여부를 묻자, 여승이 말하기를 양도(陽道)가 매우 장대하다, 하므로 여자 아이 반덕(班德)에게 만져보게 하였더니 정말이었다.' 라고 쓰여 있다. 즉 성기의 모양이 여자 같기도 하고 남자 같기도 하여 남녀 모두와 성관계가 가능하다는 이야기다.

이러한 죄목으로 양성인 사방지는 외진 곳으로 유배되기에 이른다. 조선왕조실록에는 사방지에 대한 내용이 무려 14번이나 실려 있다고 한다. 사방지의 사연은 유교적 관념이 지배하던 시대에 사람들이 은밀하게 나누기 좋은 외설

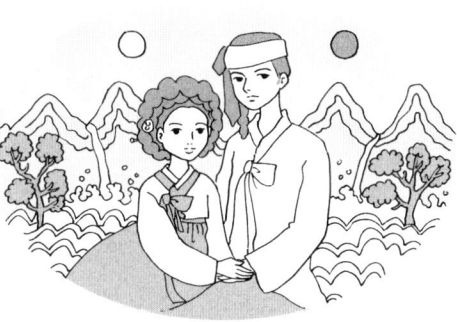

스러운 소재이기도 하거니와 백성의 귀감이 되어야 하는 양가댁 마님들과 연관이 되어 있는 이야기라 조선 역사상 가장 획기적인 성 스캔들 사건으로 번

지지 않았나 생각한다. 그래서 아마 나랏일을 기록하는 실록에까지 오르지 않았을까 추측해 본다.

물론 역사 속의 이야기로만 그치는 것이 아니라 요즘도 사방지와 같은 아기들이 소아과, 비뇨기과, 산부인과로 내원한다. 보통 아기를 낳은 산모들이 가장 먼저 묻는 것은 "아들이예요? 딸이예요?"라는 질문이다. 불행히도 여성가성 반음양 환자는 태어나는 순간부터 모호한 생식기를 가지고 세상 밖으로 나오기 때문에 그럴 경우 산모의 질문에 명확한 답을 해 줄 수 없다.

외부 성기의 남성화는 남성 호르몬이 얼마나 높고 얼마나 오랫동안 솟아 있었는지에 따라서 그 정도가 결정되는데 음핵의 비대, 대음순의 융합, 요도와 질의 변화까지 가져 올 수 있다. 여성가성 반음양이 나타나는 가장 흔한 원인으로는 선천성 부신 피질 과형성증이라는 유전성 질환으로, 이 병은 스테로이드 호르몬 생성에 이상이 오는 병이다. 스테로이드란 물질은 우리 몸의 신진대사 활동에 중요한 역할을 담당하는데, 남성 호르몬을 생성하는 기능과 신장에서 염분을 재흡수하는 기능이 이 스테로이드란 물질과 맞물려 돌아간다.

이 병이 있으면 신장에서 특정한 효소가 결핍되게 되는데, 이 효소는 염분을 재흡수하는 기능을 하는 스테로이드 생성과정에서 중요한 역할을 담당한다. 이 정도 설명을 하고 나니 사실 의사의 입장인 필자마저 의과대학 시절 배웠던 복잡한 화학구조들이 떠올라 머리가 복잡해진다. 그러니 의학에 대한 기초지식이 없는 독자들은 오죽하겠는가. 구체적인 의학용어까지는 기억할 필요가 없지만 좀 더 이해를 돕기 위해 간단한 비유를 들어 정리해 보겠다.

라디오에서 자주 듣는 '57분 교통정보'를 떠올려 보자. 방송을 듣다보면 병목현상이라는 말을 자주 듣게 된다. 병목현상이란 넓은 도로가 어느 순간 좁아지면서 차들이 막히기 시작하는 것을 말한다. 차가 막히다 보면 어느덧 도로가 거대한 공용 주차장 같이 변해 운전자들은 주변의 샛길이나 우회해서 돌아갈 수 있는 길로 들어서게 된다. 이 때문에 평소에는 교통량이 많지 않아 차량을 구경하기 힘든 주변 도로들이 엄청난 차들로 붐비게 된다.

먼저 설명한 결핍된 효소는 바로 병목현상처럼 사방이 막혀버린 길과 같다. 염분을 재흡수하는 호르몬을 생성하는 효소가 고장이 나면 우리 몸은 소금기가 빠져 나가 체액성분이 변하게 되고 병적인 변화를 맞게 된다. 그러면 본부(뇌)에서는 염분을 재흡수하는 호르몬을 만들라고 계속 명령을 내리는데 그때 필요한 효소가 선천적으로 결핍되어 있기 때문에 염분을 재흡수하는 호르몬은 만들지 못하고 엉뚱하게 남성 호르몬만 잔뜩 만들게 되는 것이다. 이렇게 해서 남성 호르몬 수치가 높아지면 결국 외부 성기는 남성화 형태를 띠게 되는 것이다.

필자가 앞에서도 지적했지만 남성가성 반음양과 마찬가지로 여성가성 반음양은 단지 남자냐 여자냐를 묻는 질문에 선뜻 대답할 수 없다는 차원의 문제가 아니다. 이 병의 심각성은 생명과 연관이 되어 있다는 것이다. 즉 염분의 계속적인 소실로 쇼크 상태가 유발되면 생명마저 위협받을 수 있다. 이 경우 신속한 진단을 통해 스테로이드 제재와 빠져나간 소금기들을 보충해야만이 갓 태어난 신생아의 생명을 살릴 수 있다.

남성화된 성기의 성형수술은 이런 시급한 문제들을 해결하고 난 후 삶의 질을 고려 할 수 있는 상황이 됐을 때 해도 무방하다. 그러나 가급적 그 시기는 아기가 자신의 성기에 관심을 가지기 이전에 하는 것이 좋다.

드문 경우기는 하지만 여성가성 반음양이 생기는 또 다른 이유는 임신기간 중 산모가 자신의 몸을 제대로 돌보지 못했기 때문일 수도 있다. 임신한 산모가 약물을 복용하거나 남성 호르몬을 분비하는 종양이 있었을 경우에도 아기의 외부 생식기는 남성화 된다. 이러한 생식기 모호증은 수술을 통해 남성의 페니스처럼 커져버린 음핵을 정상적인 상태로 교정시켜 주어야 한다.

만약 지금 이 시대에 사방지가 태어났더라면 곤장을 맞고 유배를 당하는 것이 아니라 수술을 통해 진짜 자신의 성을 되찾고 살 수 있었을 것이다. 그녀는 나라의 풍속을 흐리는 음란한 요물이 아니라 엄연히 치료를 받아야 할 환자였음에도 불구하고 성에 대해 위낙 폐쇄적이었던 조선시대에 태어난 죄로 양가집 과부들에게 성적 노리개로 이용당했다. 그것도 모자라 고문을 겪은 후 유배생활까지 견뎌야 했다. 필자는 한 사람의 의학자로서 끝내 자신의 성을 회복하지 못하고 죽은 사방지의 인생이 너무나 애처롭게 느껴진다. 모든 여성가성 반음양 환자들이 그러하듯 사방지 또한 진정한 한 사람의 여성으로서 살고 싶었을 것이 분명하기 때문이다.

가림출판사 · 가림M&B · 가림Let's에서 나온 책들

문 학

바늘구멍
켄 폴리트 지음 / 홍영의 옮김 / 신국판 / 342쪽 / 5,300원

레베카의 열쇠
켄 폴리트 지음 / 손연숙 옮김 / 신국판 / 492쪽 / 6,800원

암병선
니시무라 쥬코 지음 / 홍영의 옮김 / 신국판 / 300쪽 / 4,800원

첫키스한 얘기 말해도 될까
김정미 외 7명 지음 / 신국판 / 228쪽 / 4,000원

사미인곡 上·中·下
김충호 지음 / 신국판 / 각 권 5,000원

이내의 끝자리
박수완 스님 지음 / 국판변형 / 132쪽 / 3,000원

너는 왜 나에게 다가서야 했는지
김충호 지음 / 국판변형 / 124쪽 / 3,000원

세계의 명언
편집부 엮음 / 신국판 / 322쪽 / 5,000원

여자가 알아야 할 101가지 지혜
제인 아서 엮음 / 지창국 옮김 / 4×6판 / 132쪽 / 5,000원

현명한 사람이 읽는 지혜로운 이야기
이정민 엮음 / 신국판 / 236쪽 / 6,500원

성공적인 표정이 당신을 바꾼다
마츠오 도오루 지음 / 홍영의 옮김 / 신국판 / 240쪽 / 7,500원

태양의 법
오오카와 류우호오 지음 / 민병수 옮김 / 신국판 / 246쪽 / 8,500원

영원의 법
오오카와 류우호오 지음 / 민병수 옮김 / 신국판 / 240쪽 / 8,000원

석가의 본심
오오카와 류우호오 지음 / 민병수 옮김 / 신국판 / 246쪽 / 10,000원

옛 사람들의 재치와 웃음
강형중 · 김경익 편저 / 신국판 / 316쪽 / 8,000원

지혜의 쉼터
쇼펜하우어 지음 / 김충호 엮음 / 4×6판 양장본 / 160쪽 / 4,300원

헤세가 너에게
헤르만 헤세 지음 / 홍영의 엮음 / 4×6판 양장본 / 144쪽 / 4,500원

사랑보다 소중한 삶의 의미
크리슈나무르티 지음 / 최유영 엮음 / 신국판 / 180쪽 / 4,000원

장자-어찌하여 알 속에 털이 있다 하는가
홍영의 엮음 / 4×6판 / 180쪽 / 4,000원

논어-배우고 때로 익히면 즐겁지 아니한가
신도희 엮음 / 4×6판 / 180쪽 / 4,000원

맹자-가까이 있는데 어찌 먼 데서 구하려 하는가
홍영의 엮음 / 4×6판 / 180쪽 / 4,000원

아름다운 세상을 만드는 사랑의 메시지 365
DuMont monte Verlag 엮음 / 정성호 옮김
4×6판 변형 양장본 / 240쪽 / 8,000원

황금의 법
오오카와 류우호오 지음 / 민병수 옮김 / 신국판 / 320쪽 / 12,000원

왜 여자는 바람을 피우는가?
기젤라 룬테 지음 / 김현성 · 진정미 옮김 / 국판 / 200쪽 / 7,000원

세상에서 가장 아름다운 선물 김인자 지음

엄마가 두 딸에게 주는 인생의 지침서. 같은 여성으로서의 엄마, 친구로서의 엄마, 삶의 등대로서의 엄마가 딸들에게 바라는 점, 두 딸을 키우면서 세운 교육관 등이 솔직하게 담겨 있다. 또한 딸들과 주고받은 편지, 메모는 서로 교감하는 부모와 자녀의 사이를 말해주는 일종의 답안으로 제시되고 있다.
국판변형 / 292쪽 / 9,000원

수능에 꼭 나오는 한국 단편 33 윤종필 엮음
수능 시험에 대비하기 위해 중고등학교 시절에 반드시 읽어두어야 할 한국 문학의 대표적인 단편 33선을 엄선하여 수록. 이 책에 수록된 대표 단편들은 청소년기의 간접 경험을 위한 매체, 세대를 초월하는 교류 수단, 삶의 활력소가 되어 줄 것이다. 또한 수능 및 내신, 논술 대비에 많은 도움을 줄 것이다.
신국판 / 704쪽 / 11,000원

수능에 꼭 나오는 한국 현대 단편 소설 윤종필 엮음 및 해설
1960~1970년대를 대표하는 단편소설을 엄선하여 수록. 현행 교과과정에 적합한 작품들을 엮어 청소년들의 학습에도 도움이 되도록 하였고, 더불어 소설 작품을 읽음으로써 간접 경험을 할 수 있게 하였으며, 풍부한 상상력을 키워갈 수 있도록 하였다. 각 작품에 대한 요점 정리도 해놓아 학습 효과도 높일 수 있다.
신국판 / 364쪽 / 11,000원

수능에 꼭 나오는 세계단편(영미권) 지창영 옮김 / 윤종필 엮음 및 해설
1920~1950년대 단편 소설 분야 최고 작가의 작품만 엄선하여 수록. 미국과 영국의 단편선을 통하여 그 나라의 정신적 가치, 문화적 특징을 접함으로써 정신적인 성장을 할 수 있는 계기가 될 수 있을 것이다.
신국판 / 328쪽 / 10,000원

수능에 꼭 나오는 세계단편(유럽권) 지창영 옮김 / 윤종필 엮음 및 해설
1920~1950년대 프랑스, 러시아, 독일의 특색을 온전히 느낄 수 있고 그 나라를 대표할 수 있는 작가의 작품만을 엄선하여 12편을 실은 것이다. 이 작품들은 몇 백 년이 흐른 지금에도 전 세계인들이 애독하고 있는 불후의 명작들에 속한다.
신국판 / 360쪽 / 11,000원

건 강

식초건강요법
건강식품연구회 엮음 / 신재용(해성한의원 원장) 감수
가장 쉽게 구할 수 있고 경제적인 식품이면서 상상할 수 없을 정도로 뛰어난 약효를 지닌 식초의 모든 것을 담은 건강지침서!
신국판 / 224쪽 / 6,000원

아름다운 피부미용법 이순희(한독피부미용학원 원장) 지음
피부조직에 대한 기초 이론과 우리 몸의 생리를 알려줌으로써 아름다운 피부, 젊은 피부를 오래 유지할 수 있는 비결 제시!
신국판 / 296쪽 / 6,000원

버섯건강요법 김병각 외 6명 지음
종양 억제율 100%에 가까운 96.7%를 나타내는 기적의 약용버섯 등 신비의 버섯을 통하여 암을 치료하고 비만, 당뇨, 고혈압, 동맥경화 등 각종 성인병 예방을 위한 생활 건강 지침서!
신국판 / 286쪽 / 8,000원

성인병과 암을 정복하는 유기게르마늄
이상현 편저 / 카오 샤오이 감수
최근 들어 각광을 받고 있는 새로운 치료제인 유기게르마늄을 통한 성인병, 각종 암의 치료에 대해 상세히 소개.
신국판 / 312쪽 / 9,000원

난치성 피부병 생약효소연구원 지음
현대의학으로도 치유불가능했던 난치성 피부병인 건선 · 아토피 (태열)의 완치요법이 수록된 건강 지침서.
신국판 / 232쪽 / 7,500원

新 방약합편 정도명 편역
자신의 병을 급수 및 증세에 맞춰 스스로 처방을 할 수 있고 조제할 수 있는 보약 506가지 수록. 신국판 / 416쪽 / 15,000원

자연치료의학 오홍근(신경정신과 의학박사 · 자연의학박사) 지음
대한민국 최초의 자연의학박사가 밝힌 신비의 자연치료의학으로 자연산물을 이용하여 부작용 없이 치료하는 건강 생활 비법 공개!! 신국판 / 472쪽 / 15,000원

약초의 활용과 가정한방 이인성 지음
주변의 흔한 식물과 약초를 활용하여 각종 질병을 간편하게 예방 · 치료할 수 있는 비법제시. 신국판 / 384쪽 / 8,500원

역전의학 이시하라 유미 지음 / 유태종 감수
일반상식으로 알고 있는 건강상식에 대해 전혀 새로운 관점에서 비판하고 아울러 새로운 방법들을 제시한 건강 혁명 서적!!
신국판 / 286쪽 / 8,500원

이순희식 순수피부미용법 이순희(한독피부미용학원 원장) 지음
자신의 피부에 맞는 관리법으로 스스로 피부관리를 할 수 있는 방법을 제시하고 책 속 부록으로 천연팩 재료 사전과 피부 타입별 팩 고르기. 신국판 / 304쪽 / 7,000원

21세기 당뇨병 예방과 치료법 이현철(연세대 의대 내과 교수) 지음
세계 최초 유전자 치료법을 개발한 저자가 당뇨병과 대항하여 가장 확실하게 이길 수 있는 당뇨병에 대한 올바른 이론과 발병시 대처 방법을 상세히 수록! 신국판 / 360쪽 / 9,500원

신재용의 민의학 동의보감 신재용(해성한의원 원장) 지음
주변의 흔한 먹거리를 이용해 신비의 명약이나 보약으로 활용할 수 있는 건강 지침서로서 저자가 TV나 라디오에서 다 밝히지 못한 한방 및 민간요법까지 상세히 수록!! 신국판 / 476쪽 / 10,000원

치매 알면 치매 이긴다 배오성(백상한방병원 원장) 지음
B.O.S.요법으로 뇌세포의 기능을 활성화시키고 엔돌핀의 분비 효과를 극대화시켜 증상에 맞는 한약 처방을 병행하여 치매를 치유하는 실질적인 치유법 제시. 신국판 / 312쪽 / 10,000원

21세기 건강혁명 밥상 위의 보약 생식 최경순 지음
항암식품으로, 다이어트식으로, 젊고 탄력적인 피부를 유지할 수 있게 해주는 자연식으로의 생식을 소개하여 현대인들의 건강 길라잡이가 되도록 하였다. 신국판 / 348쪽 / 9,800원

기치유와 기공수련 윤한홍(기치유 연구회 회장) 지음
누구나 노력만 하면 개발할 수 있고 활용할 수 있는 기 수련 방법과 기치유 개발 방법 소개. 신국판 / 340쪽 / 12,000원

만병의 근원 스트레스 원인과 퇴치 김지혁(김지혁한의원 원장) 지음
만병의 근원인 스트레스를 손속들이 파헤치고 예방법까지 속시원하게 제시!! 신국판 / 324쪽 / 9,500원

김종성 박사의 뇌졸중 119 김종성 지음
우리나라 사망원인 1위. 뇌졸중 분야의 최고 권위자인 저자가 일상생활에서의 건강관리부터 환자간호에 이르기까지 뇌졸중의 예방, 치료법을 모든 것을 망라. 신국판 / 356쪽 / 12,000원

탈모 예방과 모발 클리닉 장정훈 · 전재흥 지음
미용적인 측면과 우리가 일상적으로 고민하고 궁금해 하는 털에 관한 내용들을 다양하고 재미있게 예들을 들어가면서 홍미롭게 풀어간 것이 이 책의 특징. 신국판 / 252쪽 / 8,000원

구태규의 100% 성공 다이어트 구태규 지음
하이틴 영화배우의 다이어트 체험기. 저자만의 다이어트법을 제시하면서 바람직한 다이어트에 대해서도 알려준다. 건강하게 날씬해지고 싶은 사람들을 위한 필독서!
4 × 6배판 변형 / 240쪽 / 9,000원

암 예방과 치료법 이춘기 지음
암환자와 가족들을 위해서 암의 치료방법에서부터 합병증의 예방 및 암이 생기기 전에 알 수 있는 방법에 이르기까지 상세하게 해설해 놓은 책. 신국판 / 296쪽 / 11,000원

알기 쉬운 위장병 예방과 치료법 민영일 지음
소화기관인 위와 관련 기관들의 여러 질환을 발병 원인, 증상, 치료법을 중심으로 알기 쉽게 해설해 놓은 건강서.
신국판 / 328쪽 / 9,900원

이온 체내혁명 노보루 야마노이 지음 / 김병관 옮김
새로운 건강관리 이론으로 주목을 받고 있는 음이온을 통해 건강을 돌볼 수 있는 방법 제시. 신국판 / 272쪽 / 9,500원

어혈과 사혈요법 정지천 지음
침과 부항요법 등을 사용하여 모든 질병을 다스릴 수 방법과 우리 주변에서 흔하게 접할 수 있는 각 질병의 상황별 처치를 혈자리 그림과 함께 해설. 신국판 / 308쪽 / 12,000원

약손 경락마사지로 건강미인 만들기 고정환 지음
경락과 민족 고유의 정신 약손을 결합시킨 약손 성형경락 마사지로 수술하지 않고도 자신이 원하는 부위를 고치는 방법을 제시하는 건강 미용서. 4 × 6배판 변형 / 284쪽 / 15,000원

정유정의 LOVE DIET 정유정 지음
널리 알려진 온갖 다이어트 방법으로 살을 빼려고 노력했던 저자의 고통스러웠던 다이어트 체험담이 실려 있어 지금 살 때문에 고민하는 사람들이 가슴에 와 닿는 나만의 다이어트 계획을 나름대로 세울 수 있을 것이다. 4 × 6배판 변형 / 196쪽 / 10,500원

머리에서 발끝까지 예뻐지는 부분다이어트 신상만 · 김선민 지음
한약을 먹거나 침을 맞아 살을 빼는 방법, 아로마요법을 이용한 다이어트법, 운동을 이용한 부분비만 해소법 등이 실려 있으므로 나에게 맞는 방법을 선택해 날씬하고 예쁜 몸매를 만들 수 있을 것이다. 4 × 6배판 변형 / 196쪽 / 11,000원

알기 쉬운 심장병 119 박승정 지음
심장병에 관해 심장질환이 생기는 원인, 증상, 치료법을 중심으로 내용을 상세하게 해설해 놓은 건강서. 신국판 / 248쪽 / 9,000원

알기 쉬운 고혈압 119 이정균 지음
생활 속의 고혈압에 관해 일반인들이 관심을 가지고 예방할 수 있도록 고혈압의 원인, 증상, 합병증 등을 상세하게 해설해 놓은 건강서. 신국판 / 304쪽 / 10,000원

여성을 위한 부인과질환의 예방과 치료 차선희 지음
남들에게는 말할 수 없는 증상들로 고민하고 있는 여성들을 위해 부인암, 골다공증, 빈혈 등 부인과질환을 원인 및 치료방법을 중심으로 설명한 여성건강 정보서. 신국판 / 304쪽 / 10,000원

알기 쉬운 아토피 119 이승규 · 임승엽 · 김문호 · 안유일 지음
감기처럼 흔하지만 암만큼 무서운 아토피 피부염의 원인에서부터 증상, 치료법까지, 임상사례, 민간요법을 적용한 환자들의 경험담 등 수록. 신국판 / 232쪽 / 9,500원

120세에 도전한다 이권행 지음
아프지 않고 건강하게 오래 살기를 바라는 현대인들에게 우리 체질에 맞는 식생활관리, 심신 활동, 생활습관, 체질별 · 나이별 양생법을 소개. 장수하고픈 독자들의 궁금증을 풀어줄 것이다.
신국판 / 308쪽 / 11,000원

건강과 아름다움을 만드는 요가 정판식 지음
책을 보고서 집에서 혼자서도 할 수 있는 요가법수록. 각종 질병에 따른 요가 수정체조법도 담았으며, 별책 부록으로 한눈에 보는 요가 차트 수록. 4 × 6배판 변형 / 224쪽 / 14,000원

우리 아이 건강하고 아름다운 롱다리 만들기 김성훈 지음
키 작은 우리 아이를 롱다리로 만드는 비법공개. 식사습관과 생활습관의 변화로도 키를 크게 할 수 있으므로 키 작은 자녀를 둔 부모의 고민을 해결해 준다. 대국전판 / 236쪽 / 10,500원

알기 쉬운 허리디스크 예방과 치료 이종서 지음
전문가들의 의견, 허리병의 치료에서 가장 중요한 운동치료, 허리디스크와 관련해 언론에 잘못 소개된 기사나 과장 보도한 기사, 대상이 광범위함으로써 생기고 있는 사이비 의술 및 상업적인 의술을 시행하는 상업적인 병원 등을 소개함으로써 허리병을 앓고 있는 사람들에게 정확하고 올바른 지식을 전달하고자 하는 길라잡이서. 대국전판 / 336쪽 / 12,000원

소아과 전문의에게 듣는 알기 쉬운 소아과 119

신영규 · 이강우 · 최성항 지음
새내기 엄마, 아빠를 위해 올바른 육아법을 제시하고 각종 질병에 대한 치료법 및 예방법, 응급처치법을 소개.
4×6배판 변형 / 280쪽 / 14,000원

피가 맑아야 건강하게 오래 살 수 있다 김영찬 지음
현대인이 앓고 있는 고혈압, 당뇨병, 심장병 등은 피가 끈적거리고 혈관이 너덜거려서 생기는 질병이다. 이러한 성인병을 치료하려면 식이요법, 생활습관 개선 등을 통해 피를 맑게 해야 한다. 이 책에서는 피를 맑게 하기 위해 필요한 처방, 생활습관 개선법을 한의학적 관점에서 상세하게 설명하고 있다.
신국판 / 256쪽 / 10,000원

웰빙형 피부 미인을 만드는 나만의 셀프 피부건강 양해원 지음
모든 사람들이 관심 있어 하는 피부 관리를 집에서 할 수 있게 해주는 실용서. 집에서 간단하게 만들 수 있는 화장수, 팩 등을 소개하여 손안의 미용서 역할을 하고 있다.
대국전판 / 144쪽 / 10,000원

내 몸을 살리는 생활 속의 웰빙 항암 식품 이승남 지음
암=사형 선고라는 고정 관념을 깨자는 전제 아래 우리 밥상에서 흔히 볼 수 있는 먹거리로 암을 예방하며 치료하는 방법 소개. 암환자와 그 가족들에게 희망을 안겨 줄 것이다.
대국전판 / 248쪽 / 9,800원

마음한글, 느낌한글 박완식 지음
훈민정음의 창제원리를 이용한 한글명상, 한글요가, 한글체조로 지금까지의 요가나 명상과는 차원이 다른 더욱 더 효과적인 수련으로 이제 당신 앞에 새로운 세계가 펼쳐진다.
4×6배판 / 300쪽 / 15,000원

웰빙 동의보감식 발마사지 10분 최미희 지음, 신재용 감수
발이 병나면 몸에도 병이 생긴다. 우리 몸 중에서 가장 천대받으면서도 가장 많은 일을 하는 발을 새롭게 인식하는 추세에 맞추어 발을 가꾸어 건강을 지키는 방법 제시. 각 질병별 발마사지 방법, 부위를 구체적으로 설명하고 있다. 텔레비전을 보면서 하는 15분의 발마사지가 피로를 풀어주고 건강을 지켜줄 것이다.
4×6배판 변형 / 204쪽 / 13,000원

아름다운 몸, 건강한 몸을 위한 목욕 건강 30분 임하성 지음
우리가 흔히 대수롭게 여기고 하는 것 중에 하나가 목욕일 것이다. 그러나 이제 목욕도 건강과 관련시켜 올바른 방법으로 해야 한다. 웰빙 시대, 웰빙 라이프에 맞는 올바른 목욕법을 피부 관리 및 우리들의 생활 패턴에 맞추어 제시해 본다.
대국전판 / 176쪽 / 9,500원

내가 만드는 한방생주스 60 김영섭 지음
일반적인 과일 · 야채 주스에 21가지 한약재로 기본 음료를 만들어 맛과 영양을 고루 갖춘 최초의 웰빙 한방 건강음료 만드는 법 60가지 수록!! 각 음료마다 만드는 법과 효능을 실어 우리 가족 건강을 지키는 건강지침서의 역할을 한다.
국판 / 112쪽 / 7,000원

몸을 살리는 건강식품 백은희 · 조창호 · 최양진 지음
스트레스에 시달리는 현대인들에게 자연 영양소를 공급해 주는 건강기능식품에 관한 상세한 정보를 담고 있다. 나에게 필요한 영양소는 어떤 것이 있으며, 어떻게 섭취했을 때 가장 큰 효과를 얻을 수 있는 지 등을 조목조목 설명해 놓은 것이 눈에 띈다.
신국판 / 384쪽 / 11,000원

건강도 키우고 성적도 올리는 자녀 건강 김진돈 지음
자녀를 둔 부모라면 가장 먼저 생각하는 것이 자녀의 건강일 것이다. 특히 수험생을 둔 부모라면 그 관심은 말로 단정지을 수 없다. 수험생 자신이나 부모가 알아야 할 평소 건강 관리법, 제일 이겨내기 힘든 계절인 여름철 건강 관리법, 조심해야 할 질병들에 대해 예방법, 치료법을 상세하게 소개하고 있다.
신국판 / 304쪽 / 12,000원

알기 쉬운 간질환 119 이관식 지음
간염이나 다른 사람과 술잔을 돌릴 경우 간염이 전염될까? 우리는 간이 소중한 존재임을 알면서도 혹사시키는 일이 많다. 간염 전염 및 간경화, 간암 등에 대한 잘못된 지식을 제대로 잡아주고 간과 관련된 병을 예방하는 법, 병에 걸렸을 때 치료하고 관리하

는 법 등을 상세히 수록하여 간을 건강하게 지킬 수 있도록 해준다. 신국판 / 264쪽 / 11,000원

밥으로 병을 고친다 허봉수 지음
우리가 하루 세 끼 식사에서 대하는 밥이 우리의 건강을 지켜주는 최고의 건강지킴이다. 이 간단 명료한 진리를 알면서도 우리는 다른 방법으로 건강을 지키려고 한다. 건강을 지키는 일은 어렵고 특별한 일이 아니라 보통의 밥상에서 지킬 수 있는 일임을 강조하고 거기에 맞는 실제 사례를 제시하여 비슷한 사례에서 응용할 수 있도록 내용을 구성하고 있다.
대국전판 / 352쪽 / 13,500원

알기 쉬운 신장병 119 김형규 지음
신장병은 특별한 증상이 없어 조기진단이 힘들다고 한다. 그러나 진단과 치료의 혜택으로 완치를 바랄 수 있다. 일상생활 속에서 신장병을 파악할 수 있는 자가진단법, 신장병을 검사하고 치료하는 방법, 신장병과 관련 있는 질병들을 일반인들이 이해하기 수준에서 설명하고 있다. 또한 신장병과 관련 있는 생활 속의 정보를 부록으로 수록하여 내용의 깊이를 더해 주고 있다. 신국판 / 240쪽 / 10,000원

마음의 감기 치료법 우울증 119 이민수 지음
우울증에는 예외의 대상이 없다. 현대인이라면 누구나 우울증에 걸릴 수 있다는 전제 아래 일반인들이 쉽게 이해할 수 있는 우울증을 담고 있다. 남에게, 가족에게 숨겨야 하는 몹쓸 병이 아니라 바르고 정확하게 알아야 건강한 삶을 누릴 수 있는 병임을 알리면서 우울증을 치료하는 법, 환자 본인과 가족 및 주위에서 가져야 할 자세 등을 알려준다.
대국전판 / 232쪽 / 9,800원

관절염 119 송영욱 지음
"비가 오려나? 왜 이리 무릎이 쑤시나." 이렇게 표현되는 관절염에는 일반인들이 잘 알지 못하는 다른 종류의 관절염도 있다. 이러한 관절염을 일반인들의 입장에서 쉽게 이해하고 치료할 수 있는 방법을 소개하고 있다. 생활 속에서의 습관을 고치고 운동을 통해서 허리나 다리가 아픈 통증에서 벗어날 수 있다. 대국전판 / 224쪽 / 9,800원

내 딸을 위한 미성년 클리닉 강병문 · 이향아 · 최정원 지음

서울 아산병원 미성년 클리닉팀의 새로운 제안!! 청소년기의 건강상태는 평생을 좌우 한다. 이 시기를 어떻게 보내느냐에 따라 60년 인생이 완전히 달라질 수 있다. 특히 여자라면 꼭 알아야 할 건강 이야기로 자라나는 우리 딸들이 자신의 몸을 소중히 하는데 도움이 될 것이다. 대판 / 148쪽 / 8,000원

암을 다스리는 기적의 치유법

케이 셰이헤이 감수 / 카와키 나리카즈 지음 / 민병수 옮김
저분자 수용성 키토산의 파워 !! 항암제나 방사선 치료의 부작용을 경감시키고 그 효과를 오래 지속시켜주는 효과를 비롯한 키토산의 6대 항암 효과를 통하여 암에 탁월한 효과가 있는 수용성 키토산의 전신 면역 요법에 대하여 알 수 있을 것이다. 더불어 자연치유력에 대한 강한 믿음을 갖게 된다.
신국판 / 256쪽 / 9,000원

교 육

우리 교육의 창조적 백색혁명
원상기 지음 / 신국판 / 206쪽 / 6,000원

현대생활과 체육
조창남 외 5명 공저 / 신국판 / 340쪽 / 10,000원

퍼펙트 MBA IAE유학네트 지음 / 신국판 / 400쪽 / 12,000원

유학길라잡이 Ⅰ - 미국편
IAE유학네트 지음 / 4×6배판 / 372쪽 / 13,900원

유학길라잡이 Ⅱ - 4개국편
IAE유학네트 지음 / 4×6배판 / 348쪽 / 13,900원

조기유학길라잡이.com
IAE유학네트 지음 / 4×6배판 / 428쪽 / 15,000원

현대인의 건강생활
박상호 외 5명 공저 / 4×6배판 / 268쪽 / 15,000원

천재아이로 키우는 두뇌훈련
나카마츠 요시로 지음 / 민병수 옮김
머리가 좋은 아이로 키우기 위한 환경 만들기, 식사, 운동 등 연령별 두뇌 훈련법 소개. 국판 / 288쪽 / 9,500원

두뇌혁명
나카마츠 요시로 지음 / 민병수 옮김
『뇌내혁명』하루야마 시게오의 추천작!! 어른들을 위한 두뇌 개발서로, 풍요로운 인생을 만들기 위한 '뇌'와 '몸' 자극법 제시.
4×6판 양장본 / 288쪽 / 12,000원

테마별 고사성어로 익히는 한자
김경익 지음 / 4×6배판 변형 / 248쪽 / 9,800원

生생 공부비법
이은승 지음
국내 최초 수학과외 수출의 주인공 이은승이 개발한 자기만의 맞춤식 공부학습법 소개. 공부도 하는 법을 알면 목표를 달성할 수 있다고 용기를 북돋우어 주는 실전 공부 비법서.
대국전판 / 272쪽 / 9,500원

자녀를 성공시키는 습관만들기
배은경 지음
성공하는 자녀를 꿈꾸는 부모들이 알아야 할 자녀 교육법 소개. 부모는 자녀 인생의 주인이 아님을 알아야 하며 부모의 좋은 습관, 건전한 생각이 자녀의 성공 인생을 가져온다는 내용을 담은 부모 및 자녀 모두를 위한 자기 계발서.
대국전판 / 232쪽 / 9,500원

한자능력검정시험 1급
한자능력검정시험연구위원회 편저
한자능력검정시험의 최상급인 1급 대비서. 2~8급 배정한자(2355자)를 포함하는 1급 배정한자 3500자에 관한 유래, 활용예, 사자성어, 예상문제 등을 완벽 수록하여 시험에 만전을 기할 수 있게 하였다. 또한 쓰기 배정한자 2005년에 대한 부록도 수록하여 읽기와 쓰기 한자 익힘이 완벽하게 이루어지도록 하였다. 4×6배판 / 568쪽 / 21,000원

한자능력검정시험 2급
한자능력검정시험연구위원회 편저
국어사전식 단어 배열, 내용을 쉽게 이해할 수 있도록 도와 주는 일러스트, 기출 문제의 완전 분석을 바탕으로 한 예상 문제 수록 등 한자능력검정시험 2급을 준비하는 사람들을 위한 완벽 대비서. 4×6배판 / 472쪽 / 18,000원

한자능력검정시험 3급(3급II)
한자능력검정시험연구위원회 편저
4급 한자를 포함한 3급·3급II 배정한자 1817자 각 한자에 대한 어원 및 실용 사례를 수록하였다. 각 한자의 배열은 가, 나, 다…의 국어사전식 배열을 채택하여 음만 알아도 한자를 쉽게 찾을 수 있게 하였다. 한자의 이해를 돕는 일러스트, 3급·3급II 한자를 포함한 실생활에 응용할 수 있는 생활 한자 코너를 배치하여 학습의 깊이를 더해주고 있다. 끝으로 기출문제 분석에 맞춘 예상문제를 실어 3급·3급II 한자 학습을 완전하게 익힐 수 있게 하였다. 4×6배판 / 440쪽 / 17,000원

한자능력검정시험 4급(4급II)
한자능력검정시험연구위원회 편저
국어사전식 단어 배열, 4급 한자 1000자 필순 수록, 생활에서 활용할 수 있는 활용 한자 요점정리, 생활 속에서 자주 쓰이는 약자, 한자의 이해를 돕기 위한 일러스트와 유래 설명, 4급 한자 1000자를 응용한 한자 심화 학습, 기출 문제를 완전 분석한 후 그에 따라 엄선한 예상문제 수록 등 4급 한자 익히기와 시험에 대비하는 모든 사람들을 위한 완벽 대비서.
4×6배판 / 352쪽 / 15,000원

한자능력검정시험 5급
한자능력검정시험연구위원회 편저
국어사전식 단어 배열, 5급 한자 500자 따라 쓰기, 생활에서 활용할 수 있는 활용 한자 요점정리, 생활 속에서 자주 쓰이는 약자, 한자의 이해를 돕기 위한 일러스트와 유래 설명, 기출 문제를 완전 분석한 후 그에 따라 엄선한 예상문제 수록 등 5급 한자 익히기와 시험에 대비하는 모든 사람들을 위한 완벽 대비서.
4×6배판 / 264쪽 / 11,000원

한자능력검정시험 6급
한자능력검정시험연구위원회 편저
국어사전식 단어 배열, 6급 한자 300자 따라 쓰기, 생활에서 활용할 수 있는 활용 한자 요점정리, 한자의 이해를 돕기 위한 일러스트와 유래 설명. 기출 문제를 완전 분석한 후 그에 따라 엄선한 예상문제 수록 등 6급 한자 익히기와 시험에 대비하는 모든 사람들을 위한 완벽 대비서. 4×6배판 / 168쪽 / 8,500원

한자능력검정시험 7급
한자능력검정시험연구위원회 편저
국어사전식 단어 배열, 각 한자 배우기에 도움이 되는 일러스트를 곁들이고 한자의 구성 원리를 설명해 놓아 한자 배우기가 재미있고 쉽다. 또한 따라쓰기를 통해 한자 익히기를 완전하게 끝낼 수 있도록 하였으며 활용 예문을 다양하게 예시해 놓았다.
4×6배판 / 152쪽 / 7,000원

한자능력검정시험 8급
한자능력검정시험연구위원회 편저
8급 한자 50자에 대해 각 한자 배우기에 도움이 되는 일러스트를 곁들이고 한자의 구성 원리를 설명해 놓아 한자 배우기가 재미있고 쉽다. 또한 따라쓰기를 통해 기본 한자 익히기를 완전하게 끝낼 수 있도록 하였으며 기본 50개의 한자를 활용한 예문을 다양하게 예시해 놓았다. 4×6배판 / 112쪽 / 6,000원

볼링의 이론과 실기
이태상 지음 / 신국판 / 192쪽 / 9,000원

취미·실용

김진국과 같이 배우는 와인의 세계
김진국 지음
포도주 역사에서 분류, 원료 포도의 종류와 재배, 양조·숙성·저장, 시음법, 어울리는 요리와 와인의 유통과 소비, 와인 시장의 현황과 전망, 와인 판매 요령, 와인의 보관과 재고의 회전, '와인 양조 비밀의 모든 것'을 동영상으로 담은 CD까지, 와인의 모든 것이 담긴 종합학습서.
국배판 변형양장본(올 컬러판) / 208쪽 / 30,000원

경제·경영

CEO가 될 수 있는 성공법칙 101가지
김승룡 편역 / 신국판 / 320쪽 / 9,500원

정보소프트
김승룡 지음 / 신국판 / 324쪽 / 6,000원

기획대사전
다카하시 겐코 지음 / 홍영의 옮김
기획에 관련된 모든 사항을 실례와 도표를 통하여 초보자에서 프로기획맨에 이르기까지 효율적으로 활용할 수 있도록 체계적으로 총망라하였다. 신국판 / 552쪽 / 19,500원

맨손창업·맞춤창업 BEST 74
양혜숙 지음
창업대행 현장 전문가가 추천하는 유망업종을 7가지 주제별로 나누어 수록한 맞춤창업서로 창업예비자들에게 창업의 길을 밝혀줄 발로 뛰면서 만든 실무지침서!! 4×6판 / 416쪽 / 12,000원

무자본, 무점포 창업! FAX 한 대면 성공한다
다카시로 고시 지음 / 홍영의 옮김 / 신국판 / 226쪽 / 7,500원

성공하는 기업의 인간경영
중소기업 노무 연구회 편저 / 홍영의 옮김
무한경쟁시대에서 각 기업들의 다양한 경영 실태 속에서 인사·노무 관리의 개선에 있어서 기업의 효율을 높이고 발전을 이룰 수 있는 원칙을 제시. 신국판 / 368쪽 / 11,000원

21세기 IT가 세계를 지배한다
김광희 지음
21세기 화두로 떠오른 IT혁명의 경쟁력에 대해서 전문가의 논리적이고 철저한 해설과 더불어 매장 끝까지 실제 사례를 곁들여 설명. 신국판 / 380쪽 / 12,000원

경제기사로 부자아빠 만들기
김기태·신현태·박근수 공저
날마다 배달되는 경제기사를 꼼꼼히 챙겨보는 사람만이 현대생활에서 부자가 될 수 있다. 언론인의 현장감각과 학자의 전문성을 접목시킨 것이 이 책의 특징! 누구나 이 책을 읽고 경제원리

를 체득, 경제예측을 할 수 있게 준비된 생활경제서적.
신국판 / 388쪽 / 12,000원

포스트 PC의 주역 정보가전과 무선인터넷 김광희 지음
포스트 PC의 주역으로 급부상하고 있는 정보가전과 무선인터넷 그리고 이를 구현하기 위한 관련 테크놀러지를 체계적으로 소개. 신국판 / 356쪽 / 12,000원

성공하는 사람들의 마케팅 바이블 채수명 지음
최근의 이론을 보완하여 내놓은 마케팅 관련 실무서. 마케팅의 정보전략, 핵심요소, 컨설팅실무까지 저자의 노하우와 창의적인 이론이 결합된 마케팅서. 신국판 / 328쪽 / 12,000원

느린 비즈니스로 돌아가라
사카모토 게이이치 지음 / 정성호 옮김
미국식 스피드 경영에 익숙해져 현실의 오류를 간과하고 있는 사람들을 위한 어떻게 팔 것인가보다 무엇을 팔 것인가를 설명하는 마케팅 컨설턴트의 대안 제시서! 신국판 / 276쪽 / 9,000원

적은 돈으로 큰돈 벌 수 있는 부동산 재테크 이원재 지음
700만 원으로 부동산 재테크에 뛰어들어 100배 불린 저자가 부동산 재테크를 계획하고 있는 사람들이 반드시 알아두어야 할 내용을 경험담을 담아 해설해 놓은 경제서.
신국판 / 340쪽 / 12,000원

바이오혁명 이주영 지음
21세기 국가간 경쟁부문으로 새로이 떠오르고 있는 바이오혁명에 관한 기초지식을 언론사에 몸담고 있는 현직 기자가 아주 쉽게 해설해 놓은 바이오 가이드서. 바이오 관련 용어 해설 수록.
신국판 / 328쪽 / 12,000원

성공하는 사람들의 자기혁신 경영기술 채수명 지음
자기 계발을 통한 신지식 자기경영마인드를 갖추어야 한다는 전제 아래 그 방법을 자세하게 알려주는 자기계발 지침서.
신국판 / 344쪽 / 12,000원

CFO 교텐 토요오 · 타하라 오키시 지음 / 민병수 옮김
일반인들에게 생소한 용어인 CFO, 즉 최고 재무책임자의 역할이 지금까지와는 완전히 달라져야 한다. 기업을 이끌어가는 새로운 키잡이로서의 CFO의 역할, 위상 등을 일본의 기업을 중심으로 하여 알아보고 바람직한 방향을 제시한다.
신국판 / 312쪽 / 12,000원

네트워크시대 네트워크마케팅 임동학 지음
학력, 사회적 지위 등에 관계 없이 자신이 노력한 만큼 돈을 벌 수 있는 네트워크마케팅에 관해 알려주는 안내서.
신국판 / 376쪽 / 12,000원

성공리더의 7가지 조건
다이앤 트레이시 · 윌리엄 모건 지음 / 지창영 옮김
개인과 팀, 조직관계의 개선을 위한 방향제시 및 실천을 위한 안내자 역할을 해주는 책. 현장에서 활용할 수 있는 실용서.
신국판 / 360쪽 / 13,000원

김종결의 성공창업 김종결 지음
누구나 창업을 할 수는 있지만 아무나 돈을 버는 것은 아니다라는 전제 아래 중견 연기자로서, 음식점 사장님으로 성공한 탤런트 김종결의 성공비결을 통해 창업전략과 성공전략을 제시한다.
신국판 / 340쪽 / 12,000원

최적의 타이밍에 내 집 마련하는 기술 이원재 지음
부동산을 통한 재테크의 첫걸음 '내 집 마련'의 결정판. 체계적이고 한눈에 쏙 들어 오는 '내 집 장만 과정'을 쉽게 풀어놓은 부동산재테크서. 신국판 / 248쪽 / 10,500원

컨설팅 세일즈 Consulting sales 임동학 지음
발로 뛰는 영업이 아니라 머리로 하는 영업이 절실히 요구되는 시대 상황에 맞추어 고객지향의 세일즈, 과제해결 세일즈, 구매자와 공급자 간에 서로 만족하는 세일즈법 제시.
대국전판 / 336쪽 / 13,000원

연봉 1억 만들기 김농주 지음
연봉으로 말해지는 임금을 재테크 하여 부자가 될 수 있는 방법 제시. 고액의 연봉을 받기 위해서 개인이 갖추어야 할 실무적 능력, 태도, 마음가짐, 재테크 수단 등을 각 주제에 따라 구체적으

로 제시함으로써 부자를 꿈꾸는 사람들이 그 희망을 이룰 수 있게 해준다. 국판 / 216쪽 / 10,000원

주5일제 근무에 따른 한국형 주말창업 최효진 지음
우리나라 실정에 맞는 주말창업 아이템의 제시 및 창업시 필요한 정보를 얻을 수 있는 곳, 주의해야 할 점, 실전 인터넷 쇼핑몰 창업, 표준사업계획서 등을 수록함으로써 지금 당장이라도 내 사업을 할 수 있게 해주는 창업 길라잡이서.
신국판 변형 양장본 / 216쪽 / 10,000원

돈 되는 땅 돈 안되는 땅 김영준 지음
부동산 틈새시장에서 성공하는 투자 노하우를 신행정수도 예정지 및 고속철도 역세권 등 투자 유망지역을 중심으로 완벽하게 수록해 놓은 부동산 재테크서. 신국판 / 320쪽 / 13,000원

돈 버는 회사로 만들 수 있는 109가지
다카하시 도시노리 지음 / 민병수 옮김
회사경영에서 경영자가 꼭 알아야 할 기본 사항 수록. 내용이 항목별로 정리되어 있어 원하는 자료를 바로 찾아 볼 수 있는 것이 최대의 장점. 이 책을 통해서 불필요한 군살을 빼고 강한 근육질을 가진 돈 버는 회사를 만들어 보자. 신국판 / 344쪽 / 13,000원

프로는 디테일에 강하다 김미현 지음
탄탄하게 자리를 잡은 15군데 중소기업의 여성 CEO들이 회사를 운영하면서 겪은 어려움, 기쁨 등을 자서전 형식을 빌어 솔직 담백하게 얘기했다. 예비 창업자들을 위한 조언, 경영 철학, 성공 요인도 담고 있어 창업을 준비하는 사람들에게 도움이 될 것이다. 신국판 / 248쪽 / 9,000원

머니투데이 송복규 기자의 부동산으로 주머니돈 100배 만들기 송복규 지음
재테크 수단으로 새롭게 각광 받고 있는 부동산을 이용한 재산증식 방법 수록. 부동산 재테크의 특성에 따른 맞춤 투자전략을 제시하고 알아두면 편리한 부동산 상식도 알려준다. 현직 전문 기자의 예리한 분석과 최신 정보가 담겨 있는 부동산재테크 가이드서. 신국판 / 328쪽 / 13,000원

성공하는 슈퍼마켓&편의점 창업 나명환 지음
슈퍼마켓이나 편의점을 창업하려고 하는 사람들을 위한 창업 가이드서. 어느 위치에 얼마만한 크기로, 어떤 상품을 갖추고 어떤 마인드로 창업하고 영업해야 대형할인점과의 경쟁에서 살아남을 수 있을지를 저자의 실제 경험과 통계, 전문가들의 의견을 바탕으로 상세하게 소개. 4×6배판 변형 / 500쪽 / 28,000원

대한민국 성공 재테크 부동산 펀드와 리츠로 승부하라 김영준 지음
새로운 재테크 수단으로 세간의 관심을 모으고 있는 부동산 펀드와 리츠에 관한 투자 안내서. 리츠에 성공하기 위해서 알아두어야 할 주의사항, 펀드 및 리츠 관련 상품 설명. 실제로 투자되고 있는 물건을 수록하여 책을 통해서 실전 투자감각을 익힐 수 있게 하였다. 신국판 / 256쪽 / 12,000원

마일리지 200% 활용하기 박성희 지음
우리 주변에는 마일리지와 관련 있는 다양한 카드가 있다. 신용카드로부터 시작하여 이동통신사의 멤버십 카드, 캐시백 카드, 각 업소의 스탬프 카드 등 다양한 종류의 카드가 각기 특성을 가지고 우리 생활 속에서 이용되고 있다. 잘 알고 활용하면 개인의 주머니 경제, 가계의 살림에 보탬이 되는 각종 마일리지에 관한 최신 정보를 한 권에 모아 놓았다. 이 책의 내용을 잘 활용하면 새는 돈을 알뜰살뜰 모으는 길이 보일 것이다.
국판 변형 / 200쪽 / 8,000원

주 식

개미군단 대박맛이 주식투자
홍성걸(한양증권 투자분석팀 팀장) 지음
초보에서 인터넷을 활용한 주식투자까지 필자의 현장에서의 경험을 바탕으로 한 주식 성공전략의 모든 정보 수록.
신국판 / 310쪽 / 9,500원

알고 하자! 돈 되는 주식투자 이길영 외 2명 공저

일본과 미국의 주식시장을 철저한 분석과 데이터화를 통해 한국 주식시장의 투자의 흐름을 파악함으로써 한국 주식시장에서의 확실한 성공전략 제시!! 신국판 / 388쪽 / 12,500원

항상 당하기만 하는 개미들의 매도 · 매수타이밍 999% 적중 노하우
강경무 지음
승부사를 꿈꾸며 와신상담하는 모든 이들에게 희망의 등불이 될 것을 확신하는 Jusicman이 주식시장에서 돈벌고 성공할 수 있는 비결 전격공개!! 신국판 / 336쪽 / 12,000원

부자 만들기 주식성공클리닉 이창희 지음
저자의 경험담을 섞어서 주식이란 무엇인가를 풀어서 써놓은 주식입문서. 초보자와 자신을 성찰해볼 기회를 가지려는 기존의 투자자를 위해 태어났다. 신국판 / 372쪽 / 11,500원

선물 · 옵션 이론과 실전매매 이창희 지음
선물과 옵션시장에서 일반인들이 실패하는 원인을 분석하고, 반드시 지켜야 할 투자원칙에 따라 유형별로 실전 매매 테크닉을 터득함으로써 투자를 성공적으로 할 수 있게 한 지침서!!
신국판 / 372쪽 / 12,000원

너무나 쉬워 재미있는 주가차트 홍성무 지음
주식시장에서는 차트 분석을 통해 주가를 예측하는 투자자만이 주식투자에서 성공하므로 차트에서 급소를 신속, 정확하게 뽑아내 매매타이밍을 잡는 방법을 알려주는 주식투자 지침서.
4×6배판 / 216쪽 / 15,000원

역 학

역리종합 만세력 정도명 편저 / 신국판 / 532쪽 / 10,500원
작명대전 정보국 지음 / 신국판 / 460쪽 / 12,000원
하락이수 해설 이천교 편저 / 신국판 / 620쪽 / 27,000원
현대인의 창조적 **관상과 수상**
백운산 지음 / 신국판 / 344쪽 / 9,000원
대운용신영부적 정재원 지음 / 신국판 양장본 / 750쪽 / 39,000원
사주비결용신법 이세진 지음 / 신국판 / 392쪽 / 12,000원
컴퓨터세대를 위한 新 **성명학대전**
박용찬 지음 / 신국판 / 388쪽 / 11,000원
길흉화복 꿈풀이 비법 백운산 지음 / 신국판 / 410쪽 / 12,000원
새천년 **작명컨설팅** 정재원 지음 / 신국판 / 492쪽 / 13,900원
백운산의 **신세대 궁합** 백운산 지음 / 신국판 / 304쪽 / 9,500원
동자삼 작명학 남시모 지음 / 신국판 / 496쪽 / 15,000원
구성학의 기초 문길여 지음 / 신국판 / 412쪽 / 12,000원

법률 일반

여성을 위한 성범죄 법률상식 조명원(변호사) 지음
성희롱에서 성폭력범죄까지 여성이었기 때문에 특히 말 못하고 당해야만 했던 이 땅의 여성들을 위한 성범죄 법률상식서. 사례별 법적 대응방법 제시. 신국판 / 248쪽 / 8,000원

아파트 난방비 75% 절감방법 고영근 지음
예비역 공군소장이 잘못 부과된 아파트 난방비를 최고 75%까지 줄일 수 있는 방법을 구체적인 법적 근거를 토대로 작성한 아파트 난방비 절감방법 제시. 신국판 / 238쪽 / 8,000원

일반인이 꼭 알아야 할 절세전략 173선 최성호(공인계사) 지음
세법을 제대로 알면 돈이 보인다. 현직 공인중계사가 알려주는 합법적으로 세금을 덜 내고 돈을 버는 절세전략의 모든 것!
신국판 / 392쪽 / 12,000원

변호사와 함께하는 **부동산 경매** 최환주(변호사) 지음
새 상가건물임대차보호법에 따른 권리분석과 채무자나 세입자의 권리방어기법은 제시한다. 또한 새 민사집행법에 따른 각 사례별 해설도 수록. 신국판 / 404쪽 / 13,000원

혼자서 쉽고 빠르게 할 수 있는 **소액재판** 김재용 · 김종철 공저
나홀로 소액재판을 할 수 있도록 소장작성에서 판결까지의 실제 재판과정을 상세하게 수록하여 이 책 한 권이면 모든 것을 완벽하게 해결할 수 있다. 신국판 / 312쪽 / 9,500원

"술 한 잔 사줬다"는 말에서 찾아야 하는 **채권 · 채무** 변환철(변호사) 지음
일반인이 꼭 알아야 할 채권 · 채무에 관한 법률 사항을 빠짐없이 수록. 신국판 / 408쪽 / 13,000원

알기쉬운 **부동산 세무 길라잡이** 이건우(세무서 재산계장) 지음
부동산에 관련된 모든 세금을 알기 쉽게 단계별로 해설. 합리적이고 탈세가 아닌 적법한 절세법 제시. 신국판 / 400쪽 / 13,000원

알기쉬운 **어음, 수표 길라잡이** 변환철(변호사) 지음
어음, 수표의 발행에서부터 도난 또는 분실한 경우의 공시최고와 제권판결에 이르기까지 어음, 수표 관련 법률사항을 쉽고도 상세하게 압축해 놓은 생활법률서. 신국판 / 328쪽 / 11,000원

제조물책임법 강동근(변호사) · 윤종덕(검사) 공저
제품의 설계, 제조, 표시상의 결함으로 소비자가 피해를 입었을 때 제조업자가 배상책임을 져야 하는 제조물책임 시대를 맞아 제조업자가 갖춰야 할 법률적 지식을 조목조목 설명해 놓은 법률서. 신국판 / 368쪽 / 13,000원

알기 쉬운 **주5일근무에 따른 임금 · 연봉제 실무**
문강분(공인노무사) 지음
최근의 행정해석과 판례를 중심으로 임금관련 문제를 정리하고 기업에서 관심이 많은 연봉제 및 성과배분제, 비정규직문제, 여성근로자문제 등의 이슈들과 주40시간제 법개정, 퇴직연금제 도입 등 최근의 임금 · 시행령 개정사항을 모두 수록한 임금 · 연봉제실무 지침서. 4×6배판 변형 / 544쪽 / 35,000원

변호사 없이 당당히 이길 수 있는 **형사소송** 김대환 지음
우리 생활과 함께 숨쉬는 형사법 서식을 구체적인 사례와 함께 소개. 내 손으로 간결하고 명확한 고소장 · 항소장 · 상고장 등 형사소송서식을 작성할 수 있다. 형사소송 관련 서식 CD 수록.
신국판 / 304쪽 / 13,000원

변호사 없이 당당히 이길 수 있는 **민사소송** 김대환 지음
민사, 호적과 가사를 포함한 생활과 밀접한 관련이 있는 생활법률 전반을 보통 사람들이 가장 궁금해하는 내용을 위주로 하여 사례를 들어가며 아주 쉽게 풀어놓은 민사 실무서.
신국판 / 412쪽 / 14,500원

혼자서 해결할 수 있는 **교통사고 Q&A** 조명원(변호사) 지음
현실에서 본인이 아무리 원하지 않더라도 운명처럼 누구에게나 닥칠 수 있는 교통사고 문제를 사례, 각급 법원의 주요 판례와 함께 정리하여 일반인들도 쉽게 이해할 수 있도록 내용 구성.
신국판 / 336쪽 / 12,000원

생활법률

부동산 생활법률의 기본지식
대한법률연구회 지음 / 김원중(변호사) 감수
신국판 / 480쪽 / 12,000원

고소장 · 내용증명 생활법률의 기본지식
하태웅(변호사) 지음 / 신국판 / 440쪽 / 12,000원

노동 관련 생활법률의 기본지식
남동희(공인노무사) 지음 / 신국판 / 528쪽 / 14,000원

외국인 근로자 생활법률의 기본지식
남동희(공인노무사) 지음 / 신국판 / 400쪽 / 12,000원

계약작성 생활법률의 기본지식

이상도(변호사) 지음 / 신국판 / 560쪽 / 14,500원

지적재산 생활법률의 기본지식
이상도(변호사) · 조의제(변리사) 공저 / 신국판 / 496쪽 / 14,000원

부당노동행위와 부당해고 생활법률의 기본지식
박영수(공인노무사) 지음 / 신국판 / 432쪽 / 14,000원

주택 · 상가임대차 생활법률의 기본지식
김운용(변호사) 지음 / 신국판 / 480쪽 / 14,000원

하도급거래 생활법률의 기본지식
김진홍(변호사) 지음 / 신국판 / 440쪽 / 14,000원

이혼소송과 재산분할 생활법률의 기본지식
박동섭(변호사) 지음 / 신국판 / 460쪽 / 14,000원

부동산등기 생활법률의 기본지식
정상태(법무사) 지음 / 신국판 / 456쪽 / 14,000원

기업경영 생활법률의 기본지식
안동섭(단국대 교수) 지음 / 신국판 / 466쪽 / 14,000원

교통사고 생활법률의 기본지식
박정무(변호사) · 전병찬 공저 / 신국판 / 480쪽 / 14,000원

소송서식 생활법률의 기본지식
김대환 지음 / 신국판 / 480쪽 / 14,000원

호적 · 가사소송 생활법률의 기본지식
정주수(법무사) 지음 / 신국판 / 516쪽 / 14,000원

상속과 세금 생활법률의 기본지식
박동섭(변호사) 지음 / 신국판 / 480쪽 / 14,000원

담보 · 보증 생활법률의 기본지식
류창호(법학박사) 지음 / 신국판 / 436쪽 / 14,000원

소비자보호 생활법률의 기본지식
김성천(법학박사) 지음 / 신국판 / 504쪽 / 15,000원

판결 · 공정증서 생활법률의 기본지식
정상태(법무사) 지음 / 신국판 / 312쪽 / 13,000원

처 세

성공적인 삶을 추구하는 여성들에게 우먼파워
조안 커너 · 모이라 레이너 공저 / 지창영 옮김
사회의 여성을 향한 냉대와 편견의 벽을 깨뜨리고 성공적인 삶을 이루려는 여성들이 갖추어야 할 자세 및 삶의 이정표 제시!!
신국판 / 352쪽 / 8,800원

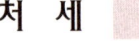**이익이 되는 말 話 손해가 되는 말**
우메시마 미요 지음 / 정성호 옮김
직장이나 집안에서 언제나 주고받는 일상의 화제를 모아 실음으로써 대화의 참의미를 깨닫고 비즈니스를 성공적으로 이끌기 위한 대화술을 키우는 방법 제시! 신국판 / 304쪽 / 9,000원

성공하는 사람들의 화술테크닉 민영욱 지음
개인간의 사적인 대화에서부터 대중을 위한 공적인 강연에 이르기까지 어떻게 말하고 어떻게 스피치를 할 것인가에 관한 지침서. 신국판 / 320쪽 / 9,500원

부자들의 생활습관 가난한 사람들의 생활습관
다케우치 야스오 지음 / 홍영의 옮김
경제학의 발상을 기본으로 하여 사람들이 살아가면서 생활에서 생각해 볼 수 있는 이익을 보는 생활습관과 손해를 보는 생활습관을 수록, 독자 자신에게 맞는 생활습관의 기본 전략을 설계할 수 있도록 제시. 신국판 / 320쪽 / 9,800원

코끼리 귀를 담긴 원숭이-히딩크식 창의력을 배우자
강충인 지음
코끼리와 원숭이의 우화를 히딩크의 창조적 경영기법과 리더십에 대비하여 자기혁신, 기업혁신을 꾀하는 창의력 개발법을 제시. 신국판 / 208쪽 / 8,500원

성공하려면 유머와 위트로 무장하라 민영욱 지음
21세기에 들어 새로운 추세를 형성하고 있는 말 잘하기. 이러한 추세에 맞추어 현재 스피치 강사로 활약하고 있는 저자가 말을 잘하는 방법과 유머와 위트를 만들고 즐기는 방법을 제시한다.
신국판 / 292쪽 / 9,500원

동소평의 오뚝이전략 조창남 편저
중국 역사상 정치 · 경제 · 학문 등의 분야에서 최고 위치에 오른 리더들의 인재활용, 상황 극복법 등 처세 전략 · 전술을 통해 이 시대의 성공인으로 자리매김하는 해법 제시.
신국판 / 304쪽 / 9,500원

노무현 화술과 화법을 통한 이미지 변화 이현정 지음
현재 불교방송에서 활동하고 있는 이현정 아나운서의 화술 길라잡이서. 노무현 대통령의 독특한 화술과 화법을 통해 리더로서, 성공인으로서 갖추어야 할 화술 화법을 배우는 화술 실용서.
신국판 / 320쪽 / 10,000원

성공하는 사람들의 토론의 법칙 민영욱 지음
다양한 사람들의 다양한 욕구를 하나로 응집시키는 수단으로 등장하고 있는 토론에 관해 간단하고 쉽게 제시한 토론 길라잡이서. 신국판 / 280쪽 / 9,500원

사람은 칭찬을 먹고산다 민영욱 지음
현대에 성공하는 사람으로 남기 위해서는 남을 칭찬할 줄도 알아야 한다. 성공하는 사람이 되기 위해서 알아야 할 칭찬 스피치의 기법, 특징 등을 실생활에 적용해 설명해놓은 성공처세 지침서. 신국판 / 268쪽 / 9,500원

사과의 기술 김농주 지음
미안하다는 말에 인색한 한국인들에게 "I sorry."가 성공을 위한 처세 기법으로 다가온다. 직장, 가정 등 다양한 환경에서 사과 한마디의 의미, 기능을 알아보고 효율성을 가진 사과가 되기 위해 갖추어야 할 조건을 제시한다.
신국판 변형 양장본 / 200쪽 / 10,000원

취업 경쟁력을 높여라 김농주 지음
각 기업별 특성 및 취업 정보 분석과 예비 취업자의 능력 개발, 자신의 적성에 맞는 직종과 직장 잡는 법을 상세하게 수록.
신국판 / 280쪽 / 12,000원

유비쿼터스시대의 블루오션 전략 최양진 지음
나날이 치열해지는 경쟁 환경 속에서 최후의 웃는 사람이 되기 위해서는 시대의 흐름에 빨리 적응하고, 정보를 신속하게 받아들이며, 남과는 다른 튀는 행동을 해야 한다고 저자는 주장한다. 유비쿼터스시대를 맞아 생존 경쟁에서 살아남는 지혜, 전략을 현실 점검을 바탕으로 세우는 방법 제시.
신국판 / 248쪽 / 10,000원

명 상

명상으로 얻는 깨달음 달라이 라마 지음 · 지창영 옮김
티베트의 정신적 지도자이자 실질적 지도자인 달라이 라마의 수많은 가르침 가운데 현대인에게 필요해지고 있는 인내에 대한 이야기. 국판 / 320쪽 / 9,000원

어 학

2진법 영어 이상도 지음
2진법 영어의 비결을 통해서 기존 영어학습 방법의 단점을 말끔히 해소시켜 주는 최초로 공개되는 고효율 영어학습 방법. 적은 시간을 투자하여 영어의 모든 것을 획기적으로 향상시킬 수 있는 비법을 제시한다. 4×6배판 변형 / 32쪽 / 13,000원

한 방으로 끝내는 영어 고제윤 지음
일상생활에서의 이야기를 바탕으로 하는 영어강의로 영어문법

은 재미없고 지루하다고 생각하는 이 땅의 모든 사람들의 상식을 깨면서 학습 효과를 높이기 위한 공부방법을 제시하는 새로운 영어학습서. 신국판 / 316쪽 / 9,800원

한 방으로 끝내는 영단어 김승엽 지음 / 김수경 · 카렌다 감수
일상생활에서 우리가 무심코 던지는 영어 한마디가 당신의 영어 수준을 드러낸다는 사실을 깨닫게 하는 실용서. 풍부한 예문을 통해 참영어를 배우겠다는 사람, 무역업이나 관광 안내업에 종사하는 사람, 영어권 나라로 이민을 가려는 사람들에게 많은 도움을 줄 것이다. 4×6배판 변형 / 236쪽 / 9,800원

해도해도 안 되던 영어회화 하루에 30분씩 90일이면 끝낸다
Carrot Korea 편집부 지음
온라인과 오프라인을 넘나들면서 영어학습자들의 각광을 받고 있는 린다의 현지 생활 영어 수록. 교과서에서 배울 수 없었던 생생한 실생활 영어를 90일 학습으로 모두 끝낼 수 있다.
4×6배판 변형 / 260쪽 / 11,000원

바로 활용할 수 있는 기초생활영어 김수경 지음
다양한 상황에 대처할 수 있도록 인사와 감정 표현, 전화나 교통, 장소 및 기타 여러 사항에 관한 기초생활영어를 총망라.
신국판 / 240쪽 / 10,000원

바로 활용할 수 있는 비즈니스영어 김수경 지음
해외 출장시, 외국의 바이어 접견시 기본적으로 사용할 수 있는 상황별 센텐스를 수록하여 해외 출장 준비 및 외국 바이어 접견을 완벽하게 준비 할 수 있게 했다. 신국판 / 252쪽 / 10,000원

생존영어55 홍일록 지음
살아 있는 영어를 익힐 수 있는 기회 제공. 반드시 알아야 할 핵심 센텐스를 저자가 미국 현지에서 겪었던 황당한 사건들과 함께 수록, 재미도 느낄 수 있다. 신국판 / 224쪽 / 8,500원

필수 여행영어회화 한헌숙 지음
해외로 여행길을 갔을 때 원어민에게 바로 통할 수 있는 발음 수록. 자신 있고 당당한 자기 표현으로 즐거운 여행을 할 수 있도록 손안의 가이드 역할을 해줄 것이다.
4×6배판 변형 / 328쪽 / 7,000원

필수 여행일어회화 유영자 지음
가깝고도 먼 나라라고 흔히 말해지는 일본을 제대로 알기 위해 노력하는 사람들에게 손안의 가이드 역할을 하는 실전 일어회화집. 특히 초보자들을 위한 한글 발음 표기 및 필수 단어 수록.
4×6배판 변형 / 264쪽 / 6,500원

필수 여행중국어회화 이은진 지음
중국에서의 생활이나 여행에 꼭 필요한 상황별 회화, 반드시 알아야 할 1500여 개의 단어에 한자병음과 우리말 표기를 원음에 가깝게 달아 놓았으므로 든든한 도우미가 되어 줄 것이다.
4×6배판 변형 / 256쪽 / 7,000원

영어로 배우는 중국어 김승엽 지음
중국으로 여행을 가거나 출장을 가는 사람이 알아두어야 할 기초 생활 회화와 여행 회화를 영어, 중국어 동시에 익힐 수 있게 내용을 구성. 신국판 / 216쪽 / 9,000원

필수 여행스페인어회화 유연창 지음
은행, 병원, 교통 수단 이용하기 등 외국에서 직접적으로 맞닥뜨리게 되는 상황을 설정하여 바로바로 도움을 받을 수 있게 간단한 회화를 한글 발음 표기와 같이 수록하여 손안의 도우미 역할을 해줄 것이다. 4×6판 변형 / 288쪽 / 7,000원

바로 활용할 수 있는 홈스테이 영어 김형주 지음
일반 가정생활, 학교생활에서 꼭 알아야 할 상황별 회화 · 문법 · 단어를 해외 생활에서 부딪히는 원어민 가족과 살면서 영어를 좀더 쉽게 배울 수 있도록 알려주는 안내서.
신국판 / 184쪽 / 9,000원

레포츠

수열이의 브라질 축구 탐방 삼바 축구, 그들은 강하다 이수열 지음

축구에 대한 관심만으로 각 나라의 축구팀, 특히 브라질 축구팀에 애정을 가지고 브라질 축구팀의 전력 및 각 선수들의 장단점을 나름대로 분석하고 연구하여 자신의 의견을 피력하고 있는 축구 길라잡이서. 신국판 / 280쪽 / 8,500원

마라톤, 그 아름다운 도전을 향하여
빌 로저스 · 프리실라 웰치 · 조 헨더슨 공저
오인환 감수 / 지창영 옮김
마라톤에 입문하고자 하는 초보 주자들을 위한 마라톤 가이드서. 올바르게 달리는 법, 음식 조절법, 달리기 전 준비운동, 주자에게 맞는 프로그램 짜기, 부상 예방법을 상세하게 설명하고 있다. 4×6배판 / 320쪽 / 15,000원

퍼팅 메커닉 이근택 지음
감각에 의존하는 기존 방식의 퍼팅은 이제 그만!!
저자 특유의 과학적 이론을 신체근육 운동학에 접목시켜 몸의 무리를 최소화하고 덜고 최대한의 정확성과 거리감을 갖게 하는 새로운 퍼팅 메커닉 북. 4×6배판 변형 / 192쪽 / 18,000원

아마골프 가이드 정영호 지음
골프를 처음 시작하는 모든 아마추어 골퍼를 위해 보다 쉽고 빠르게 이해할 수 있도록 내용이 구성된 아마골프 레슨 프로그램서. 4×6배판 변형 / 216쪽 / 12,000원

인라인스케이팅 100%즐기기 임덕화 지음
레저 문화에 새로운 강자로 자리매김하고 있는 인라인 스케이팅을 안전하고 재미있게 즐길 수 있도록 알려주는 인라인 스케이팅 지침서. 각단계별 동작을 한눈에 알아볼 수 있도록 세부 동작별 일러스트 수록. 4×6배판 변형 / 172쪽 / 11,000원

배스낚시 테크닉 이종건 지음
현재 한국배스스쿨에서 강사로 활약하고 있는 아마추어 배스 낚시꾼이 중급 수준의 배스 낚시꾼들이 자신의 실력을 한 단계 업그레이드 시킬 수 있도록 루어의 활용, 응용법 등을 상세하게 해설. 4×6배판 / 440쪽 / 20,000원

나도 디지털 전문가가 될 수 있다!!! 이승훈 지음
깜찍한 디자인과 간편하게 휴대할 수 있다는 장점 때문에 새로운 생활필수품으로 자리를 잡아가고 있는 디카 · 디캠을 짧은 시간 안에 쉽게 배울 수 있도록 해놓은 초보자를 위한 디카 · 디캠 길라잡이서. 4×6배판 / 320쪽 / 19,200원

스키 100% 즐기기 김동환 지음
스키 인구의 확산 추세에 따라 스키의 기초 이론 및 기본 동작부터 상급의 기술까지 단계별 동작을 전문가의 동작사진을 곁들여 내용 구성. 4×6배판 변형 / 184쪽 / 12,000원

태권도 총론 하웅의 지음
우리의 국기 태권도에 관한 실용 이론서. 지도자가 알아야 할 사항, 태권도장 운영이론, 응급처치방법 및 태권도 경기규칙 등 필수 내용만을 수록. 4×6배판 / 288쪽 / 15,000원

건강하고 아름다운 동양란 기르기 난마을 지음
동양란 재배의 첫걸음부터 전시회 출품까지 동양란의 모든 것 수록. 동양란의 구조 · 특징 · 종류 · 감상법, 꽃대 관리 · 꽃 피우기 · 발색 요령 등 건강하고 아름다운 동양란 만들기로 구성.
4×6배판 변형 / 184쪽 / 12,000원

수영 100% 즐기기 김종만 지음
물 적응하기부터 수영법, 수영과 건강, 응용수영 및 고급 수영 기술에 이르기까지 주옥 같은 수중촬영 연속사진으로 자세히 설명해 주는 수영기법 Q&A. 4×6배판 변형 / 248쪽 / 13,000원

애완견114 황양원 엮음
애완견 길들이기, 애완견의 먹거리, 멋진 애완견 만들기, 애완견의 질병 예방과 건강, 애완견의 임신과 출산, 애완견에 대한 기타 관리 등 애완견을 기를 때 반드시 알아야 할 내용 수록.
4×6배판 변형 / 228쪽 / 13,000원

건강을 위한 웰빙 걷기 이강옥 지음
건강 운동으로서 많은 사람들의 관심을 모으고 있는 걷기운동을 상세하게 설명. 걷기시 필요한 장비, 올바른 걷기 자세를 설명하고 고혈압 · 당뇨병 · 비만증 · 골다공증 등 성인병과 관련해 걷기운동을 했을 때 얻을 수 있는 효과를 수록하여 성인병을 예방

하고 치료할 수 있도록 하였다. 대국전판 / 280쪽 / 10,000원

우리 땅 우리 문화 살아 숨쉬는 **옛터** 이형권 지음
우리나라에서 가장 가보고 싶은 역사의 현장 19곳을 선정, 그 터에 어린 조상의 숨결과 역사적 증언을 만날 수 있는 시간 제공. 맛있는 집, 찾아가는 길, 꼭 가봐야 할 유적지 등 핵심 내용 선별 수록. 대국전판 올컬러 / 208쪽 / 9,500원

아름다운 **산사** 이형권 지음
우리나라의 대표적인 산사를 찾아 계절 따라 산사가 주는 이미지, 산사가 안고 있는 역사적 의미를 되새겨 본다. 동시에 산사를 찾음으로써 생활에 찌든 현대인들이 삶의 활력을 되찾는 시간을 갖게 한다. 대국전판 올컬러 / 208쪽 / 9,500원

골프 **100타 깨기** 김준모 지음
읽고 따라 하기만 해도 100타를 깰 수 있는 골프의 전략 · 전술의 비법 공개. 뛰어난 골프 실력은 올바른 그립과 어드레스에서 비롯됨을 강조한 초보자를 위한 실전 골프 지침서.
4×6배판 변형 / 136쪽 / 10,000원

쉽고 즐겁게! 신나게! 배우는 **재즈댄스** 최재선 지음
몸치인 사람도 쉽게 따라 하고 배우는 재즈댄스 안내서. 이 책에 실려 있는 기본 동작을 익혀 재즈댄스를 하면 생활 속의 긴장과 스트레스를 털어버리고 활력을 되찾을 수 있으며, 다이어트 효과도 얻을 수 있다. 4×6배판 변형 / 200쪽 / 12,000원

맛과 멋이 있는 낭만의 **카페** 박성찬 지음
가족끼리, 연인끼리 추억을 만들고 행복한 시간을 보낼 수 있는 서울 근교의 카페를 엄선하여 소개. 카페에 대한 인상 및 기본 정보, 인근 볼거리 등도 함께 수록하여 손안의 인터넷 정보서가 될 수 있게 했다. 대국전판 올컬러 / 168쪽 / 9,900원

한국의 숨어 있는 아름다운 **풍경** 이종원 지음
우리 나라의 숨어 있는 아름다운 풍경을 찾아 소개하는 여행서. 저자의 여행 감상과 먹거리, 볼거리, 사람 사는 이야기가 담겨 있어 안내서라기보다는 답사기라고 할 수 있다. 서정과 사진이 풍부하게 담겨 있는 그곳에 가고 싶다 시리즈 4번째 책.
대국전판 올컬러 / 208쪽 / 9,900원

사람이 있고 자연이 있는 아름다운 **명산** 박기성 지음
산을 좋아하는 사람들을 위한 산 안내서. 한번쯤 가보면 좋을 산을 엄선하여 그 산이 갖는 매력을 서정성 짙은 글로 풀어 놓았다. 가는 방법과 둘러 보아야 할 곳도 덤으로 설명.
대국전판 올컬러 / 176쪽 / 12,000원

마음의 고향을 찾아가는 여행 **포구** 김인자 지음
일상 생활에서 벗어나고 싶다면 우리 국토의 진정한 아름다움을 느끼게 해주는 포구로 가보자. 그 곳에서 사람냄새, 자연이 어우러진 역동성에 삶의 의욕을 되찾을 수 있을 것이다. 시인이자 여행가인 김인자 님이 소개하는 가볼 만한 대표적인 포구 20곳 수록. 볼거리, 먹거리와 함께 서정성 넘치는 글로 포구의 낭만, 삶의 현장을 소개. 대국전판 올컬러 / 224쪽 / 14,000원

골프 **90타 깨기** 김광섭 지음
90타를 깨고 싱글로 진입할 수 있게 해주는 실전 골프 테크닉서. 스트레칭, 세트 업, 드라이버 스윙, 샷, 어프로치, 퍼팅, 벙커 샷 등의 스윙 원리를 요점을 짚어 정리해 놓았으므로 골퍼 자신의 잘못된 스윙을 바로잡는데 많은 도움이 될 것이다. 또한 연습장에서 스윙 연습을 하는 방법도 수록해 골프의 재미를 한층 더 배가시켜 즐길 수 있게 하였다. 4×6배판 변형 / 148쪽 / 11,000원

생명이 살아 숨쉬는 한국의 아름다운 **강** 민병준 지음
물놀이를 하는 아이들, 재첩을 잡는 사람들, 두물머리에 서 있는 연인들. 이 모습은 우리 나라의 강변에서 볼 수 있는 정겨운 장면이다. 우리 나라의 대표적인 강 15곳을 엄선하여 찾아가는 법, 먹거리, 잘 곳 등을 함께 수록. 또한 강과 연관 있는 인근의 볼거리를 수록하여 가족이나 연인 사이에는 추억을 만들고, 자녀와는 역사공부도 할 수 있게 내용을 아기자기 하게 꾸민 강 여행서. 대국전판 올컬러 / 168쪽 / 12,000원

틈나는 대로 **세계여행** 김재관 지음
다른 나라를 알고 다른 문화를 알고자 하는 노력은 결국 내 자신의 정신세계를 풍요롭게 하는 일이다. 그리고 여행이 정신세계를 풍요롭게 하는데 좋은 도구가 될 수 있다. 이 책에는 도전과 모험을 꿈꾸는 사람이라면 한 번은 가봐야 할 세계의 오지에 대한 이야기가 실려 있다. 저자가 엄선한 28개국의 오지에 대한 감상, 교통편, 알아두면 편리한 상식 등이 수록되어 있으므로 여행지에 대한 사전 지식을 쌓는데 많은 도움이 될 것이다.
4×6배판변형 올컬러 / 368쪽 / 20,000원

KLPGA 최여진 프로의 센스 골프 최여진 지음
KLPGA 출신 처음으로 쓴 골프 길라잡이. 신체 조건이나 골프채의 길이 또는 무게, 스윙 등 기초에서부터 기술적인 부분까지 미세하게 다룬. 그동안 필자가 골프를 하면서 여성으로서 느꼈던 애로사항과 노하우를 담아 모든 골프 마니아들에게 실질적인 도움을 주고 스코어를 줄일 수 있는 해답을 찾게 해줄 것이다.
4×6배판변형 올컬러 / 192쪽 / 13,900원

해양스포츠 **카이트보딩** 김남용 편저
국내 유일의 카이트보딩 자격증 소지자가 소개하는 국내 최초의 카이트보딩 안내서. 친절한 안내와 기술 향상을 위한 지식을 담고 있어 초보자에서 마니아에 이르기까지 훌륭한 동반자가 되어줄 것이다. 신국판 올컬러 / 152쪽 / 18,000원

내 딸을 위한
미성년 클리닉

2005년 11월 15일 제1판 1쇄 발행

지은이/강병문 · 이향아 · 최정원
펴낸이/강선희
펴낸곳/가림출판사

등록/1992. 10. 6. 제4-191호
주소/서울시 광진구 구의동 57-71 부원빌딩 4층
대표전화/458-6451　팩스/458-6450
홈페이지　http://www.galim.co.kr
e-mail　galim@galim.co.kr

값 8,000원

ISBN 89-7895-216-X　13510

가림출판사 · 가림M&B · 가림Let's의 홈페이지(http://www.galim.co.kr)에 들어오시면 가림출판사 · 가림M&B · 가림Let's의 신간도서 및 출간 예정 도서를 포함한 모든 책들을 만나실 수 있습니다.
온라인 서점을 통하여 직접 도서 구입도 하실 수 있으며 가림 홈페이지 내에서 전국 대형 서점들의 사이트에 링크하시어 종합 신간 안내 및 각종 도서 정보, 책과 관련된 문화 정보를 받아보실 수 있습니다.
또한 홈페이지 방문시 회원으로 가입하시면 신간 안내 자료를 보내드립니다.

**자비 출판 안내

다양한 취향과 개성이 표출되면서 출판 분야 또한 다양화되고 소량화되어 갑니다. 가히 다품종 소량 출판의 시대라 할 수 있습니다.

가림출판사에서는 숨은 원고를 발굴하여 세상에 선보이고자 하는 취지로 주문형 출판을 해 드립니다. 아끼는 원고를 책으로 만드시려면 저희 가림출판사에 문의하시기 바랍니다. 20년 이상의 출판 경험을 활용하여 적절한 가격으로 귀하의 품위를 지켜 드립니다.
자비 출판이란 저자가 제작 비용을 부담하고 출판사가 제작과 사후 관리를 담당하는 시스템입니다. 다음과 같은 부대 사항을 당사에서 대행해 드립니다.

- 원고를 책으로 제작
- 출판등록과 국제 문헌번호(ISBN) 부여
- 대한출판문화협회에 납본
- 판권 보장
- 당사 거래 전국 서점에 유통 및 관리

자세한 내용은 저희 출판사로 문의해 주시기 바랍니다.

TEL : 02 - 458 - 6451   FAX : 02 - 458 - 6450
홈페이지:http://www.galim.co.kr   E-mail : galim@galim.co.kr